U0033255

何醫師讓你認識
睡眠障礙與老化失智
由中西醫精準醫學基因觀點出發一
院長
何豐名 博士教授醫師 著

推薦序

何院長書《睡眠障礙與老化失智》之序

前美國威斯康辛州立大學工學學院院長 / 元智大學前校長院長
詹世弘

何院長出版醫學書籍速度之快，令人驚訝不已，以我個人在學術界的經驗，要出版一本書，工程浩大，頗費周章，需要專注多年，才得以完成。他 2018 年出版第一本書《不失記憶的藏庫密碼》後，2020 年又完成第二本書《脂肪肝會肝癌，失智嗎？》。事隔不到一年又完成這第三本之初稿。何以寫書有如流水之速，不禁引起我的好奇。

原來答案在於博學。有生命的人體器官，是何其奧妙及複雜。所以醫生分工，在各自專科上，學有專精。遠在數十年前，他任重道遠，前往偏遠的桃園新屋，開疆闢土建立署立桃園醫院之分院時，醫護人員極為匱乏，偏偏當地又以年長者居多，衰老引起的各種疾病或併發症尤甚，急需就診。原本就有中、西醫學背景的他，白天忙於人潮為患的各種病人看診，夜間及週末，辭掉應酬，日以繼夜地研讀各科的中外論文，融會貫通並研發新處方。自署立桃園醫院退休後又不辭辛勞，經常在天亮前， 風塵僕僕從台中搭車輾轉赴新屋分院以及其他醫院看診。所到之處，來自各鄉鎮的患者蜂擁而至。多年來也因此累積無數珍貴的醫療心得，今日才得以連續成書與眾分享。

《睡眠障礙與老化失智》讓我認識睡眠障礙，竟然與生老病死息息相關。何院長的新書含蓋睡眠的概述，睡眠障礙的種類、原因、後果，預防及醫治，一氣呵成，有如睡眠障礙的百科全書。

造成障礙原因，依據書上所述，有外在的壓力如環境和工作，以及內在各種病痛、藥物、神經退化疾病及老化等因素。其後果影響神經、內分泌及免疫三大系統，甚至可引起血管硬化、三高（高血壓、高血糖、高血脂）、心臟衰竭等疾病、以及可怕的老人失智症（阿茲海默症），影響至深且錯綜複雜。書中運動及飲食之預防保健內容，豐富又先進，且含有近年發展的「氫預防醫學」等。至於治療方法，更為精闢，它提供中、西醫的詳細處方，及獨特的「中西結合精準醫學」之療法，增強幹細胞的量及活性，促使細胞再生以及主宰「生命時鐘」的端粒 (Telomere) 長度增長，以達延緩老化、失智及降低癌症發生之風險。

我有兩位親友，長期受失眠症之困擾。第一位聲稱每晚躺在床上數羊至天亮，也不得入眠。白天無精打采，導致百病叢生，到處求醫，每日吞食各專科醫師所開的諸多處方藥物，痛苦之至。首次經何院長診斷，調適處方並減少藥物，當夜居然能入睡至天明，感覺有如重生。另外一位，長期每晚服用安眠藥，卻夜夜短眠，醒來多次，不易再入睡。後來每日看電視時，即吸氫氣，從此改善睡眠品質，不再依靠安眠藥。有感於此，希望本書對患有睡眠障礙症之眾多讀者，也會有所助益，是為序。

作者自序

睡眠障礙

亞太呼吸睡眠整合協會理事長 / 豐群診所院長 **何豐名** 教授

人口老化是全球性趨勢，台灣已步入老人化社會，而睡眠問題的發生卻是老人化來臨的重要課題，隨著年齡增長、老化，發生睡眠障礙問題則愈來愈多；包括有睡眠品質不佳、呼吸睡眠中止症候群、失眠等，其中在中、高年齡的女性發生睡眠障礙的問題均高於男性，約近 1.5 倍之多。其實，大多數年齡愈高有睡眠障礙現象，主要由於患者常合併有其他病痛或疾病所致。至於，在年輕族群方面，則常因生活、工作壓力過大所造成的。

對於此方面的處理大部分是用藥物治療，而超過六成的患者，對於藥物的治療常有負面的看法，例如 : 服用過多、常有傷腎、傷肝，或者造成專注力、認知能力下降，甚至成癮之慮。諸不知，慢性睡眠障礙的發展常與內分泌、免疫力及動脈硬化，脂肪肝，三高 (高血壓、高血脂、糖尿病) 的發生有相當大的關係，且發生腦中風的機率也較正常人高出 2-3 倍之多，最後會加速老化失智的發生，不可不慎；其中，呼吸睡眠中止症候群常發生於中年肥胖的病人，也是造成睡眠障礙的一種病症，此症候群常合併有許多慢性病，三高的發生，最後也與動脈硬化、老化失智的發生有關，值得注意。

因此，提早了解睡眠障礙的問題，積極的給予精神上，非藥物或疾病上的防治，或許可以延緩老化失智的發生，也才能得到健康永續，進而有長壽、快樂的人生。

所以本書提供睡眠障礙發生的成因，演進及其他共病的發生，並且也告訴大家為何會加速老化失智的發生；最後提供如何防治的方向，以供大家參考。

在此感謝我的老師們台大黃博昭教授 (已故)、台大廖朝崧教授、台大毒理研究所蕭水銀教授，我的好友，元智大學前校長詹世弘及彭宗平教授、台大林琬琬教授、台大王主科教授、台大劉興華教授、台北醫學大學梁有志教授、中原化工薄膜中心創辦者賴君毅教授，鐘威昇醫師及其他幫助過我的長輩們：台大連文彬教授、曾淵如教授、李源德教授、朱樹勳教授，李鴻基教授、陳明豐教授和多年來照顧與提攜我的朋友們。最後感謝我的媽媽及內人，還有工作夥伴李曉雯及張郁苓的幫忙，才有這一系列有關老化、失智書籍的出版。

前言

在現今的社會中，忙碌緊張的生活，常導致人們出現睡眠問題。根據研究結果，發現民眾有睡眠障礙問題的人，約佔 20-30% 左右。而年紀越高的民眾，出現睡眠障礙問題有越多的傾向，其中，以罹患失眠問題的人居多。因為睡眠障礙的發生常與情緒、內分泌、免疫、腦神經傳導、動脈硬化等問題的發生，有著密切的相關性。

而這些相關問題，也常引發許多疾病；如肥胖、高血脂、高血壓、糖尿病、心臟衰竭、精神官能症、甚至癌症的發生；由於這些慢性疾病的出現，又會加速老化，失智的發生；另外，發生睡眠障礙的民眾也常因服用安眠藥（大部份患者不喜歡服用安眠藥），也會促進加速老化，失智的進行。

所以本書提供一些知識，讓民眾了解及培養良好睡眠的重要性及睡眠障礙發生時，可能影響的相關疾病。並提出一些保健及養生療法，進一步補充一些新知一中西醫精準基因檢測及治療方向，以供民眾參考。

目錄

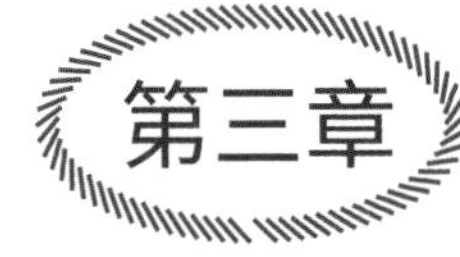

第三章 睡眠障礙與神經、內分泌、免疫系統的相關性 46

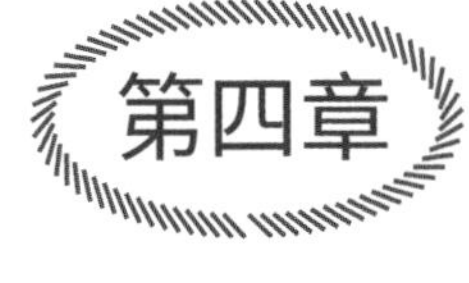

第四章 睡眠障礙與基因、端粒、粒腺體的關係 64

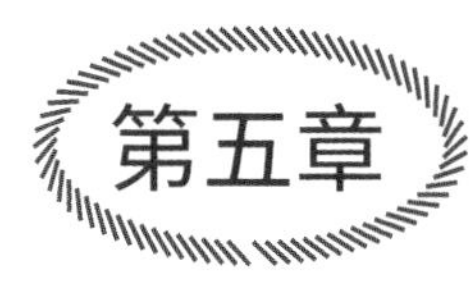

第五章 睡眠障礙與慢性病及老化失智的關係 72

第六章 睡眠障礙的預防保健 92

第七章 睡眠障礙與中西結合療法 104

第1章

睡眠的概述

睡眠—自古以來是人類重要且感興趣的議題。一般而言，睡眠時間約佔用了人生時間的三分之一。其實，睡眠對於人而言，不管睡眠時間的長短，睡覺是人類不可少的行為。好的睡眠品質(在適當的時候得到足夠的睡眠)，就如同人要活著，需要有食物和水一樣；睡眠好像是扮演家庭主婦的角色一樣，一般以為，除了可以清除白天所殘留的有毒物質，還可消除體力的疲勞，彌補一天勞累的耗損而已。其實，消除疲勞並不是睡眠的唯一；實際上，睡眠仍具有許多影響生理上的優點，對於身體組織和系統均有不同的影響，從器官上，腦、心臟、肺臟、代謝、免疫功能、情緒，乃至於疾病的阻抗等，均會有不同的影響。因此，若沒有好的睡眠就不能在腦內維持適度的平衡，也無法建立好的腦部神經路徑去調控神經傳導，內分泌及情緒上的反應；若睡眠不足或太過，容易導致記憶力的障礙，感覺會下降、痛覺會增加、免疫會下降、喝酒後會更疲勞，更容易造成一些意外事件等；並且也和許多疾病的發生有關，如：血壓的升高、心血管疾病、糖尿病、憂鬱和肥胖等的產生。然而，睡眠對於生物體一人，所扮演的真正生物目的是甚麼，仍是一個謎？目前只知道，睡眠的行為是受腦部許多神經元所調控，調控的中心位在下視丘；其調控睡眠的因素有二：

1. 日夜週期節律和環境因素如：光和溫度，有協同的反應作用。
2. 睡眠清醒的平衡，其作用可調整或提醒身體睡眠和睡眠強度，但卻受很多因素的影響，如：疾病、藥物、壓力、睡眠環境和飲食等均會產生影響。

可是，至今也還不能正確的說明人為什麼要有睡覺這個問題，而睡眠又有何益處？有些專家提出以下幾個理論，說明人為什麼需要睡眠：

1. 修復與發展理論：認為睡眠具有進行修復白天身體系統的耗損，促進肌肉生長、組織修復、蛋白質的合成，也可以調整並修復身體的功能和心智，另外，也可改善免疫系統功能、促進生長荷爾蒙的釋放，讓組織器官更具活力。這整個歷程是需要依靠在睡眠中，依賴特殊的神經細胞網絡連結來完成。至於，人的睡眠週期進入快速動眼期，可能是有利大腦皮質、視覺、動作、神經細胞選擇等發展；若進入睡眠的非快速動眼週期的慢波期，則有助於大腦皮質的發展。

2. 能量保存理論：似乎認為睡眠可降低代謝率與體溫而適度維持能量的保存。當睡眠時，能量代謝降低約 10%，體溫也微下降，這樣似乎可以改變及增加人們生命的存活。

3. 腦內訊息的整合理論：睡眠週期中的快速動眼期似乎可能和促進記憶和學習有關。另外，一些見解，認為睡眠也有助於適度的遺忘和強化高等智能的運作如：認知運作、情緒調控、性格發展、社交能力有關的建立等。

4. 清除理論：由於腦部細胞的工作會產生毒性物質及其他廢物，故可藉由睡眠休息時，把有害的物質清除。

至於，我們又要睡多少時間才算足夠呢？

由於身體內的生物時鐘基因調控我們的睡眠週期，腦內部的管控裝置控制著我們的睡眠節律，如：腦細胞控制體溫、釋放某些神經化學物質，夜間也可促進腺苷 (adenosine) 的釋放，使人覺得想睡覺；在早晨時，生理時鐘會自動鈴響，讓你清醒，這些反應都是藉由某些神經化學物質釋出所致；一般正常人的生理時鐘週期約 25 小時左右，但受到外在環境的光線變化、進食、工作、生活作息等影響，因而自己調整到 24 小時左右，形成一個規律的晝夜生理時鐘。人體生理節律的形成是十分複雜的，主要源於腦幹和邊緣系統的「網狀賦活系統」、內分泌系統、神經系統等的影響及身體各機能相互協調而成。其實，人的睡眠需求有很大的個別化差異，人到底需要睡多久？可能因年紀及睡眠型態有所不同，少則 4-5 小時，多則將近 10 小時，但大多數人的睡眠時間約是 6-8 小時。剛出生的嬰兒一天可能要睡上 20 小時；成年後，每天至少約要有 6-8 小時的睡眠。以下顯示不同年齡層大約所需求睡眠時間多少的圖表，以供大家參考：

多少睡眠時間才足夠

年齡	睡眠需求
新生兒 (0-2 個月)	12-18 小時
嬰兒 (3-11 個月)	14-15 小時
學齡前後 (3-10 歲)	10-13 小時
青少年 (11-17 歲)	8-10 小時
成年人	6.5-9 小時
老年人 (>65 歲)	7-8 小時

正常睡眠型態的變化又如何呢？

睡眠，發生在夜間不同的時間裡，有著不同的睡眠變化型態表現，根據人類在睡眠過程中腦電圖 (EEG)、肌電圖 (EMG) 和眼動電圖 (EOG) 變化特徵，可將睡眠過程劃分為兩個型態：也就是慢波睡眠 (slow wave sleep；SWS) 和快波睡眠（fast wave sleep；FWS）；慢波睡眠又稱非快速動眼睡眠 (non-rapid eye movement ; NREM) 或常型睡眠；而快波睡眠又稱快速動眼睡眠 (rapid-eye-movement ；REM) 或異型睡眠。又把這睡眠的兩大型態，大致上，又可分為不同的四個階段 (五個期)，交替循環出現，才完成一個完整正常的睡眠。以下簡單介紹：

一、常型睡眠又為非快速動眼期睡眠 (non-rapid eye movement; NREM) 約佔所有睡眠時間的 75%，身體內許多修復的動作在這裡進行，如：荷爾蒙被釋放以幫助身體恢復白天所受到的損害。「常型睡眠」時期的生理變化為：副交感神經的活動的比例越來越多，感官的敏銳度降低、肌肉放鬆、動作減少、心跳和呼吸頻率減慢、血壓降低、腦血流及脊椎血流下降、消化道分泌及口、鼻、眼睛等分泌呈現下降、尿量也降低；至於，腎上腺素的活性降低、生長激素分泌增加、細胞的蛋白質合成顯著增加，然而，身體的基礎代謝率則下降 (清晨二到四點可達最低點，約下降 10%)。

常型睡眠循環的運行：又分為三階段：第一階段 (思睡)、第二階段 (淺

睡)、第三階段 (中睡、深睡)；思睡與淺睡屬於淺睡眠階段，中睡與深睡屬於熟睡眠階段，此一循環運行約佔 90 分鐘至 110 分鐘。

第一階段 (思睡)：

第一期：為入睡期，也是淺睡期，佔 5-10%，此期是清醒和進入睡覺的轉變期，似醒非醒之間，準備開始進入睡眠，由清醒逐漸昏迷，此時會出現昏昏欲睡的情形，是最容易被叫醒的，腦波開始出現變化，呈現波型，theta θ 波，4~8Hz，一般上，頻率及振幅較小。

第二階段 (淺睡)：

第二期：仍是淺睡階段，佔 45-50% 左右，佔的百分比最多，又稱基礎睡眠，睡眠由淺漸深，對週邊環境感覺認知開始降低，體溫開始下降、呼吸及心跳速率變的規則而淺，在此時期，出現睡眠紡錘波 (11~15Hz) 及 k 叢的腦波變化，腦波不規律的變化，忽大忽小。

第三階段 (熟睡期)：

包括第三期 (中睡) 及第四期 (深睡)。

熟睡期 (深睡期) 又稱慢波睡眠，第三期由淺睡狀態進入熟睡狀態；第四期，是深睡狀態，此階段佔睡眠時間 25%，其中，第三期佔 12%，第四期佔 13%；此階段肌肉呈現放鬆狀態，體溫及呼吸速率也下降，身體及組織開始重新修復生長，骨頭及肌肉也進入重建階段，免疫功能也增強；異睡症 (parasomnia) 患者，如夢遊，說夢話、夜尿，常常發生在深睡的第四期；至於，腦波的變化，第三期腦波出現相當緩慢的波型，呈現 deltaδ 波，0.5~4Hz，所佔比例小於 50%，第四期腦波的變化大，呈現 deltaδ 波，0.5~4Hz，佔有比例超過 50%，頻率及振幅增大。

第四階段：異型睡眠 又名快速動眼睡眠期 (rapid eye movement; REM)，也稱不協調睡眠 (paradoxical sleep)，最有助於作夢的睡眠階段 (第四階段)，所以又叫作夢期 (第五期)，此期大腦是活動的，身體是休息的，此期前後持續約 15-30 分鐘，佔所有睡眠時間的 20-25%，交感神經活性漸漸的增強起來，腦部活動性也增強，呼吸速率呈現淺而快，心跳速率也增加，由於大多數出現不規則的生理變化，所以也比較容易被喚醒，加上，腦部活動率增強的關係，腦血流及脊椎血流上升，心跳血壓變異較大呈現上升的跡象，全身的肌肉張力極低，不定時會有肢體或身體其他部分的不規則抽動等的變化，所以，此時也比較容易出現心絞痛、腦出血、哮喘、肺氣腫缺氧的發作；此時腦波迅速改變，出現混合型頻率的 theta θ 波，且出現如清醒狀態的高頻率的 γ 波 (40-60Hz)，振幅小 (特色是鋸齒波形)，類似進入了第一或第二階段，事實上進入一個「快速動眼睡眠（REM）」時，除了讓身體放鬆修復外，也可把空間、情緒、學習等記憶重組整理保存下來，並且也可增加創造力的發揮，及自我人格的重整。至於，「作夢」是正常睡眠的生理現象，不等於失眠的發生；目前，普遍認為夢的發生與腦在作資訊處理與鞏固長期記憶有關；夢的內容情境與情緒狀態、白天的生活事件、夜裡睡眠的環境等因素有關。有些人在這週期被叫醒，大多數人醒來都還說他還在作夢。然而，這個週期的發生，隨年紀的增加所佔總睡眠的比例變多，至於，嬰兒時期的快速動眼期是比成年人延長。

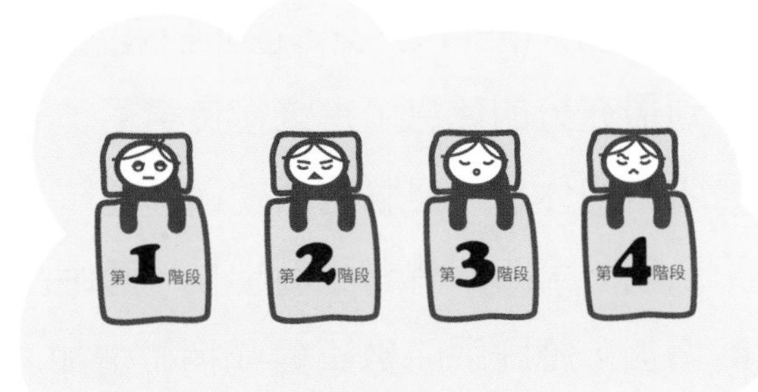

睡眠四階段

正常睡眠週期由非快速動眼期第一期循序進入第二期、第三期及第四期，睡眠由淺度睡眠進到深度睡眠，再從深度睡眠回到淺度睡眠，之後進入快速動眼期，如此週而復始，約 90 至 110 分鐘循環一次（如下圖）

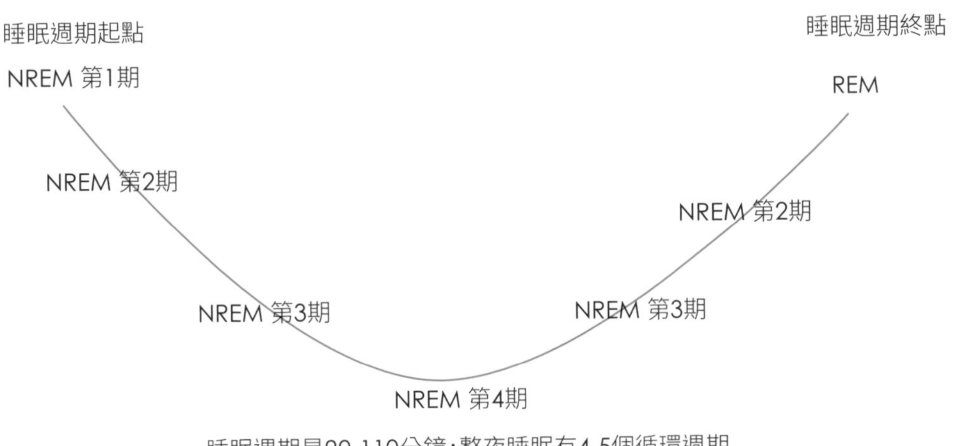

睡眠週期是90-110分鐘，整夜睡眠有4-5個循環週期

睡眠週期與年齡層的相關性

正常一般人的在前半夜的睡眠週期主要是非動眼週期 (NREM)，後半夜的睡眠是以動眼週期 (REM) 居多，在非動眼週期的第三、第四期，人的腦部可以得到最充分的休息，是恢復疲勞最佳時段，動眼週期主要是身體特別是肌肉的休息，但腦的活動與清醒時期差不多，因此若非動眼週期的第三期、第四期時間比例越長，睡眠品質就會越好。睡眠階段隨著年齡增加，總睡眠時數不變或稍微增加 (主因打瞌睡時間變多)，深睡期時間卻隨之減少，然而睡眠中斷的頻率也隨之增加，有些老人睡眠週期也會提早，因而吃完晚餐就想就寢且天未亮就起床。睡眠型態的改變會影響睡眠的質與量，及影響日間的生活。總之，人類從兒童期到老年期，REM 的睡眠時間與總睡眠時間的比例是會逐漸減少；提前 10 周出生的早產兒，其睡眠時間的 70~80% 是 REM 睡眠，提前 2~4 周出生的新生兒，其睡眠時間約 50~60% 為 REM 睡眠，足月產的新生兒的 REM 睡眠占了整個睡眠時間的 50%，2 歲時 REM 睡眠已降至總睡眠時間的 30%，10 歲時只有 25%，青春期以後約為 20%，以後大致穩定在這個水平上，直到 70、80 歲以前很少再有改變。而 REM 睡眠的時間由出生時的 8 小時左右降到青春期以後的 1.5~2.0 小時；其實，一般老年人的睡眠腦波的變化，呈現慢波睡眠比例減少，相對的，稍快波的睡眠比例增加。甚至，部分老人基本上沒有 NREM 全部四期睡眠（可能只有到第三期或第二期而已），所以在兒童時期，NREM 完整四期睡眠的比例很高，隨年齡的增加出現逐步減少或消失的現象；因此這種情況的發生，似乎與夜晚自發性醒來次數增多有關，特別是老年人。有研究發現，70 歲的老人比 20 歲的青年人夜間醒來的次數多了 6.5 倍。

以上這些睡眠的變化常與神經調控、內分泌調節、免疫功能及身體日夜週期基因的變化有著密切的關係，然而這些變化也和許多睡眠障礙的發生，有很大的連帶關係。

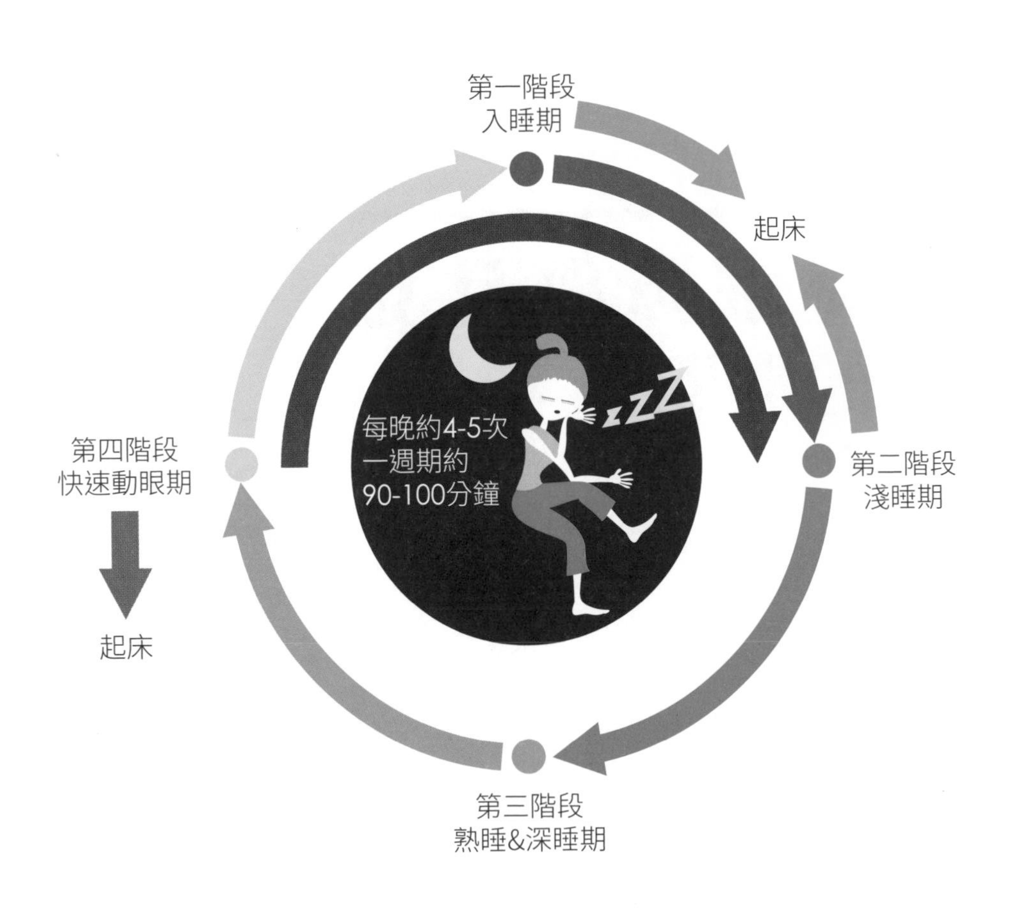

第2章

睡眠障礙常見的問題

很多人都以為睡的越多越好，但研究指出，一般睡眠時間越長者，其第一期和第二期，淺睡期所佔的比例較大，睡眠時間少者，第三期和第四期，深睡期比例較大，因此臥床時間過長或次數過多，反而影響睡眠品質，睡眠障礙也接著發生，同時會有越睡越模糊的感覺，因而改變了睡眠和清醒的週期，擾亂了人體的生理時鐘及生理活動，反而不利健康，因此不是越睡越美麗，而是越睡越糟糕。

什麼是好的睡眠品質？根據 1993 年 Cohen 博士的定義認為下列有一項不符合就表示睡眠品質不佳：

1. 睡眠時間小於 6 小時。
2. 躺在床上至入睡時間多於 30 分鐘。
3. 夜間睡眠醒來超過 3 次。

因此，有不良的睡眠品質，就容易導致睡眠障礙。一般來說正常半小時內入睡，而且睡眠深度夠，只要 6 小時的睡眠時間就能夠充分的恢復體力，維持正常生理狀態。反之，若睡眠發生問題時，出現了睡眠障礙或混亂，不只是生理狀態受影響，連白天的生理及工作狀態也會出現問題，例如：出現賴床，似醒非醒、似睡非睡的睡眠狀態，睡眠質量不高的狀態，都足以影響人的生理活動及新陳代謝，反而不利健康；在情緒方面，可能會合併緊張、焦慮，也會導致生產力下降、認知能力下降，甚至學習能力也受影響，進而影響生活品質。根據美國精神醫學會 DSM-IV 的睡眠障礙定義是指：連續睡眠問題其影響的時間長達一個月以上，足以造成主觀的疲累、焦慮或客觀的工作效率下降、角色功能損傷稱之。

至於，睡眠障礙發生的原因是甚麼？是多樣性的，有壓力、環境因素、工作因素或疾病等因素；但其所涵蓋的問題範圍，也很廣泛，包括：失眠、過度嗜睡、睡眠呼吸中止症候群、日夜節律睡眠障礙 (circadian-rhythm sleep disorder)、猝倒 (cataplexy) 及睡眠麻痺 (鬼壓床) 等。

以下簡單介紹比較常見的睡眠障礙問題：

(一) 失眠 (Insomnia)

失眠的定義指的是難以入眠，睡覺時一直維持著清醒無法入睡，睡眠時段經常醒來，片段性的睡眠，或睡眠時間很短，導致起床後仍覺得疲憊，影響白天的生活功能，也影響了對家庭和人際關係的變化稱之。倘若出現躺在床上超過 30 分鐘睡不著，或有每週有超過 3 次，半夜醒來或提早醒來的情形，也都是一種失眠或睡眠障礙的表現；長期下來，生活品質可能造成影響，有時會影響身心健康。根據統計上分析，約估失眠的盛行率約在 20% 左右，約有 3 成的人服用安眠藥，而 65 歲以上有失眠經驗的人，則高達 50% 左右，相當於平均每二人就有一人失眠，女性又高於男性，這種發生失眠的比例常隨著年齡上升而逐漸增加，值得重視。

以下就針對失眠在做進一步的細分與探討，從病程時間上分類，可分為：急性及慢性失眠。

(一) 急性失眠：

a、**短暫性失眠** (小於一星期)：大部分的人因受到壓力、興奮、焦慮，或生病、或至高海拔的區域；或因睡眠時間改變（如時差；輪班的工作等）都可能發生短暫性的失眠障礙。大部分這方面的失眠會隨著事件的消失而改善。若因短暫性失眠，未接受適當的處理，有部分的人可能由急性導致慢性失眠。

b、**短期性失眠**(一星期至一個月): 嚴重或持續性的壓力，如身體病痛或開刀、親人至愛的過世、或人際關係的失和等皆可能導致短期性失眠。其實，短暫性失眠和短期性失眠一樣，未接受適當的調整，都有可能導致慢性失眠。

(二)慢性失眠：

慢性失眠(超過一個月)：是失眠門診中，最常遇到的疾病類型，慢性失眠的原因是比較複雜的，一般較難發現，有時和許多病因結合在一起所致。需要經過細心的診察，才能找到引起失眠的原因。目前發現符合慢性失眠症的老年人佔 27% 左右，換句話說，平均每四位老人就有一人罹患慢性失眠，值得注意。

就型態來劃分，又可分為：

一、入睡困難型：躺在床上，輾轉反側，往往超過 30 分鐘以上，才能睡的著。通常由於壓力較大、焦慮思慮較多、內分泌失調－更年期，或身體不舒服所引起，若是愈是逼迫自己放空，往往愈是睡不著；在中醫論點上，屬於「陰陽不和、陽不入陰」所致。

二、睡眠片段型：深夜容易被聲響所驚醒，整晚反覆醒來，睡得不安穩，片段性時睡時醒，難以入眠，有些人甚至半夜醒來就未再闔眼，此型病患常由於憂鬱、或疾病本身所造成。

三、多夢眠差型：由於經常做夢，感覺整晚都沒得到休息，嚴重影響睡眠品質，有時還伴隨夜尿頻繁、腰膝痠軟等症狀。

四、睡醒仍疲累型：明明都睡足正常生理的七、八小時，但隔天醒來還是覺得很累，身體仍呈現元氣不足，白天易累，四肢裹重，甚至嗜睡。這種病徵在中醫上，多屬於「陽虛型」或「濕氣較重、脾濕」的病人。

失眠以原因來劃分，又可分為兩種：

造成失眠有諸多因素，若無明顯原因所造成的失眠，一般稱之為"原發性失眠"；若因精神、行為、夜間腿部抽動症候群、夜尿症、睡眠呼吸終止症候群、藥物濫用及不良的副作用、胃酸逆流、疼痛、心肺功能不良或生活習慣不良等因素造成的，稱之為"次發性失眠"。以下簡單介紹：原發性失眠與次發性失眠。

原發性失眠

通常缺少明確病因，在排除可能引起失眠的病因後，仍遺留失眠症狀，是一種排除性的診斷。例如：有些老人並沒有情緒障礙或其他身體疾病且未服用任何藥物，但仍然有失眠的困擾，可能是因為社交生活減少、工作所需的體力消耗減少導致。相反的，這類的失眠狀態也會使得老人在日間覺得全身倦怠、甚至有頭痛、眩暈、肌肉酸痛等不適。

次發性失眠

所謂次發性失眠，大部分是外因性原因所致，如：本身疾病或老衰、藥物，或精神、情緒不穩所引起的睡眠問題，例如：慢性阻塞型肺炎、氣喘、攝護腺肥大合併夜間頻尿，或伴隨疾病的疼痛，都可能是導致失眠因素；當然憂鬱症、焦慮症、失智症等精神疾病患者，也常有此睡眠的障礙。

以下簡單介紹次發性引起的睡眠障礙：

(1). 失眠和身體疾病

充足的睡眠能保證人的大腦思維清晰、反應敏捷。美國哈佛大學研究發現，良好的睡眠會使人體內的細菌合成胞壁酸因子增加－它能催眠，促使白血球細胞的增多，另外，可使巨噬細胞活躍，有助於增強人體免疫功能，從而可以有效預防細菌和病毒的入侵。如果只是短時間內失眠，僅僅表現體乏無力、頭暈目眩、腰酸耳鳴、心慌氣短等症狀；如果長期睡眠不足，大腦得不到充分的休息，容易缺血缺氧，加速腦細胞的死亡，表現出精神恍惚、反應遲鈍、記憶力減退、整天迷糊、無精打采，胸口發悶、呼吸困難、心悸等症狀，嚴重情形可影響大腦的創造性思維，導致工作、學習效率下降。或引發精神分裂和抑鬱症、焦慮等疾病－－般常好發於：低收入戶、退休老人、身心障礙人士或獨居者。由於失眠容易導致免疫力下降、內分泌的失調，加速衰老的發生，甚至造成各種疾病，如：神經衰弱、感冒、胃腸疾病、心肌梗塞、腦中風、高血壓、糖尿病，甚至猝死的發生。反過來說，有些潛在疾病本身，如：睡眠呼吸中止症，慢性睡眠障礙，腿部不寧症候群等也會干擾睡眠，惡性循環的影響，引發另外一串疾病的發生，如肥胖、高血壓、腦中風、心肌梗塞等。

(2). 病痛引起失眠

由身體的病痛或合併而來的焦慮、憂鬱等，均可以導致失眠，其中，心臟病患者可能會對疾病而感到焦慮，另外，由於代謝異常、或癌症

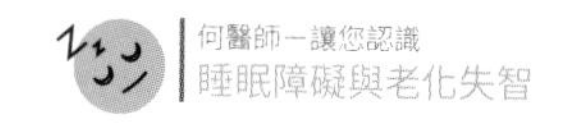

的化學治療，放射治療的副作用等均可導致失眠。至於，多數老年人身體常合併一種或多種以上的身體病痛，也干擾睡眠品質。如：關節炎或椎間盤突出、心臟病、胃食道逆流、慢性阻塞型肺病、慢性腎病，洗腎、腦中風，前列腺腫大，氣喘病、內分泌疾病、或一些神經退化疾病（巴金森氏症）等的發生，也可導致失眠。

(3). 神經退化性疾病及老化因素

大約有 25 ～ 50% 的退化性失智症患者有睡眠障礙。失智症的患者由於影響到控制日夜週期的上視丘交叉核，破壞了日夜節律，因此，影響到睡眠；同時，抗失智症的藥物服用，如：乙醯膽鹼酶抑制劑，也會引起失眠、睡眠障礙；至於，老化患者常合併多種疾病，因而服用多種藥物也會導致失眠。

(4). 精神疾病引起失眠

失眠是許多精神疾病所呈現的主要症狀之一，約 80% 的失眠症患者，或多或少合併有精神疾病，仍有很多精神疾病也都可能影響睡眠，如：焦慮、精神衰弱、抑鬱等，其中如：

a. 焦慮性精神官能症：白天覺得心慌、不安、心跳、發抖、頭痛等症狀，夜裡下床，雜七雜八的事情湧上心頭，輾轉反側難以入眠。

b. 憂鬱型疾患：精神病性憂鬱症及更年期憂鬱症患者，常表現情緒低落、煩悶，焦慮、自責或罪惡感。其中以失眠為診斷的要件之一。至於，年紀大的患者可能會有「老年憂鬱症」的症狀，其症狀：患者花很多時間躺在床上，但是其實只有一半不到的時間真的有睡著－也是一種失眠表現。

c. **躁症：**家屬常抱怨患者睡不著，精神亢奮。其中精神分裂病患者可能因為妄想、幻覺等症狀導致失眠。

d. **酒癮或藥癮：**不當使用酒精及某些藥物會影響睡眠，停止使用時，又會產生「戒斷症候群」。

e. **器質性腦症：**尤其是發生在年老者或動脈硬化導致退化性的疾病，患者常常在白天安靜，晚上出現失眠狀態、躁鬱不安、失定向感、或幻覺等症狀。

f. **其他精神疾病：**如妄想症、歇斯底里、人格違常等。

以上疾病均可能導致失眠。

(5). 藥物、食品引起失眠

藥物當中，安非他命類：提神藥物、減肥藥物等，或是一些所謂抗失智症的藥物乙醯膽鹼酶抑制劑、中樞神經興奮劑（氣喘藥，如：支氣管擴張劑，茶鹼，Theophylline）、類固醇、和一些抗癲癇藥，如 ：樂命達錠 (Lamictal)、抗憂鬱藥、去充血水腫藥物，如Phenylpropanolamine、Pseudoephedrine、消炎藥、偏頭痛藥物、高血壓藥物 (如乙型阻斷劑)、也都可能影響睡眠；另外，有些食品也可能導致失眠，如：茶葉、咖啡、可可 (因含咖啡因) 等，均須注意。

(6). 環境因素引起失眠

環境的改變，如乘坐車、船、飛機時，可能會使人發生生理上的失調反應，造成失眠；至於，睡眠環境的變化，臥室內強光、噪音、過冷

（二）嗜睡 (hypersomnia) 一睡眠呼吸中止症候群 (sleep apnea syndrome)

嗜睡症或稱多眠症，是一種概括性的名詞，其中包含猝睡症 (narcolepsy)。醫學所定義的嗜睡：指晚上已有超過 10-12 小時以上的睡眠時間，在白天仍然嗜睡，困難維持清醒，比如在不該睡覺的場合（如開會、上課、工作、開車等），突然出現難以抵擋的睡意，同時還可能合併有一些焦慮或幻覺等問題。其發生原因有許多，可能是因存在潛在的生理疾患干擾了睡眠所致，如：睡眠呼吸中止症、周期性腿部抽動症、酒精或其他藥物濫用或戒斷、腦傷、腦瘤、中樞神經系統損傷疾病等；但少數人也可能由原發型的嗜睡症所引起，這與遺傳及睡眠生理系統的缺陷較有相關，如：原發型嗜睡症，或重複發作的嗜睡症 (Kleine-Levin Syndrome)，其特徵是出現重複發作的嗜睡周期，每次發作可持續數周到數月不等。此外，憂鬱症所帶來的體力不足也可能與嗜睡呈現相類似的症狀。

以下簡述主要發生嗜睡的原因：

睡眠呼吸中止症候群	35%
猝睡症	20%
睡眠不足	20%
中樞神經性問題及其他因素	25%

一、 睡眠呼吸中止症候群 (sleep apnea syndrome)

此症候群是目前全台灣睡眠品質患者當中八成以上睡眠中心服務的重點，是一種會傷害心臟健康的睡眠呼吸障礙疾病，叫做「睡眠呼吸中止症」。這類病人在睡覺時常常吸不到氣、睡眠容易被打斷，整晚不斷的發生呼吸暫停，引起睡眠障礙，有時也會出現被自己的鼾聲驚醒現象，身體會出現緊繃，血壓升高、心跳變快，其主因由於上呼吸道反覆地出現塌陷，堵住呼吸道，導致呼吸變淺或暫停而發生的。其實，有很多人也因肥胖導致喉部肌肉鬆弛，發生呼吸道堵塞，然後引起呼吸中止，接著導因此病症發生；由於呼吸中止，氧氣短暫無法傳送進入血液，腦部長期處在這種缺氧狀態下，體內接著發生持續性的發炎反應，長期下來，導致心血管傷害，如：高血壓、肥胖、糖尿病、心絞痛及心肌梗塞的發生，甚至增加夜間猝死的機率，有時也會伴隨胃酸逆流、憂鬱、氣喘等問題的發生。

至於在臨床診斷上如何判斷此症候群呢？一般可以根據呼吸中止指數 (AHI) 是以每小時發生呼吸中止的次數來評估。正常成年人的 AHI 指數是每小時 5 次以下為正常，5-15 為輕度，15-30 為中度，30 以上為重度。而睡眠呼吸中止症候群的發生是指每小時有 5 次以上的呼吸短暫停止 (apnea)；或有時也合併發生呼吸減弱 (hypopnea) 現象——般指呼吸的潮氣容積比基本潮氣容積減少 30% 以上，並且發生的時間大於 10 秒以上，且伴隨著血氧濃度下降；或氣流減少達 30% 以上，且血氧濃度減少 4% 以上，或者氣流減少達 50% 以上，且血氧濃度減少 3% 以上，且這兩種情況持續達 10 秒以上稱之，以上這兩種情況也可引起血氧濃度下降，干擾了睡眠。總之，臨床上，我們又習慣把呼吸中止症候群分類為三大類型：

(1). 阻塞型：阻塞型呼吸中止症 (obstructive sleep apnea, OSA)，此型最為常見，佔 85%-90%，睡眠時發生上呼吸道塌陷堵塞，最後導致無法呼吸一呼吸中止，大部分原因由於下顎後縮、舌根肥大、軟組織肥厚的患者，另外，由於年齡及身體質量指數 (BMI) 的增加，也會加重病情的影響；有時，也可能和先天顱顏構造異常有關；據統計，此病多發生於中年男性，男性的發病率約為女性的 2-8 倍，平均 5-10% 的成年人容易罹患此病，老年人的病發率則可高達 10%。此病雖然腦中樞神經系統驅動力仍維持正常，但在睡眠時，上呼吸道因肌肉張力減少導致塌陷，產生呼吸氣流停止與通氣量減少。在重度的患者身上，此情形每晚可能發生幾百次以上。有此症候群的人一般比較容易發生打鼾現象一打鼾的患者發生阻塞性睡眠呼吸中止症的機率約 10-20% 左右。由於，睡眠時有短暫呼吸中止，因而白天會容易感到疲勞、嗜睡、打哈欠等精神不濟的情形發生。

就嚴重度的分類上，認為呼吸中止指數 AHI 達到每小時 5 次至 15 次為輕度，15 次以上至 30 次為中度，30 次以上為重度阻塞型睡眠呼吸中止症。據統計上發現，男性頸圍若超過 41.5 公分（大約穿 16.25 吋襯衫），有 65% 會發生嚴重的睡眠呼吸中止症。女性頸圍若超過 38 公分（大約穿 15 吋襯衫），有 35-36% 的機會也會發生睡眠呼吸中止症。至於再體重方面，約 50-98% 阻塞型的病人，容易有肥胖發生，25-45% 肥胖的成年人，會有阻塞型的睡眠呼吸中止症候群；無論男或女，身體質量指數 BMI 值（體重 (公斤)/ 身高 (公尺)2）> 30 以上，約有 70% 會有機會發生嚴重睡眠呼吸中止症。同時，約有 86% 肥胖又合併糖尿病的病人也會出現阻塞型睡眠呼吸中止症；然而，50% 第二型糖尿病卻有阻塞睡眠呼吸中止症候群發生的風險；大約 30% 有呼吸中止症候群則合併有糖尿病，所以發現有阻塞型的病患，其實是屬於高風險的血糖耐受不良，胰島素阻抗和糖尿病的族群。因此，目前認為和 OSA 最有關聯性的疾病，包括肥胖、糖尿病、高血壓、心臟衰竭與認知障礙等。至於，在冠狀動脈粥樣硬化心臟病方面，OSA 患者同時患有此病發病率達 20%~30%，其中高血壓患者中合併有 OSA 的比率約佔 30-83%；另外學者也發現，若沒有合併 OSA 的高血壓患者，在正常情況下其夜間睡眠後，患者的血壓值平均會下降約 15%；在一些伴隨 OSA 的高血壓患者則因為夜間缺氧引發交感神經興奮，導致血壓沒有呈現應有的下降 (nondipper) 情形，反而一直維持在高血壓的狀態，這些病患日後罹患心血管病變 (中風或心肌梗塞) 的機會當然也比其他人高。在肺動脈高壓方面，研究也發現 OSA 患者肺動脈高壓的發生比率有 35-45.3% 左右，大多數是以輕度肺動脈高壓表現，其中 AHI ≧ 20，約有 17% 患者發生輕度的肺動脈高壓 (PAP> 20mmHg)；發生心臟衰竭的比例約有 12-53% 左右，國外研究更發現，這些患者在半夜至清晨這段時間容易有猝死的風險，是一般人的 2.5 倍。至於發生中風的風險，OSA 合併中風的機會約有 43-91% 的發生比例。然而，就 AHI 高低而言，AHI ≧ 20 的患者產生中風機率更是 AHI ＜ 5(正常人) 的 4-5 倍。至於，為何 OSA 較容易產生中風呢？由於，睡眠週期的快速動眼期，其肌肉張力的下降會讓氣道更塌陷，因而加重 OSA 的嚴重性；另外因促使交感神經活性更增加，最後導致腦壓上升及腦部灌注壓力減少的現象更嚴重。在血液方面，由於，OSA 會增加血小板的凝集，使得血栓更容易形成；由於，自主神經失調，發炎反應上升，細胞激素改變，血管內皮細胞失調等因素及血液濃稠度增加(早晨的纖維素原 (fibrinogen) 的溶解力是較低)，所以一般在早晨較容易發生中風。不管如何，阻塞型呼吸中止症候群嚴重度常合併心血管併發症的發生，這確實也和代謝性功能不良的嚴重度是有相關的。呼吸中止症候群發生機轉，如圖示說明：

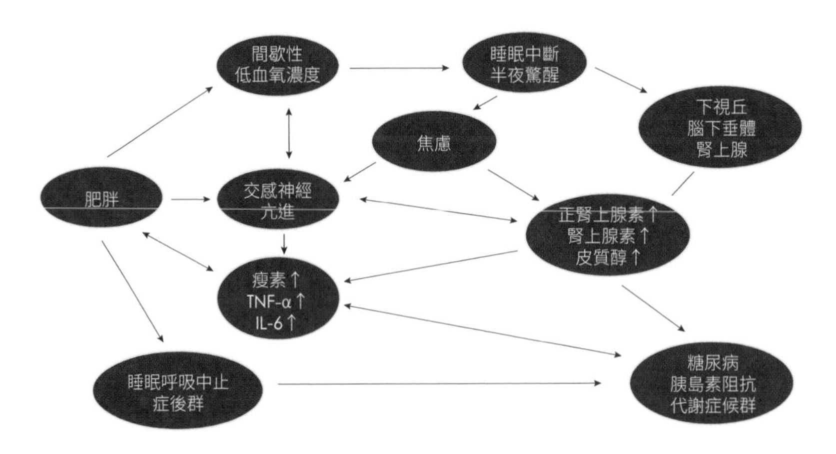

(2). **中樞型：中樞型睡眠呼吸中止** (central sleep apnea, CSA) 是一個較不常見的疾病，其發生率遠少於阻塞性睡眠呼吸中止 (obstructive sleep apnea, OSA) ，佔了睡眠呼吸中止症約 15%。而大部分 CSA 的患者都同時會合併有 OSA 的情況。因為，呼吸中樞神經曾經受到中風及創傷等損害，不能正常傳達呼吸的指令，引致睡眠呼吸機能失調：出現胸腹同方向運動，振幅減少，並且產生呼吸氣流停止與通氣量減少。此不同於 OSA 一出現胸腹不協調運動，但中樞神經驅動力仍維持正常，由於睡眠時，上呼吸道因肌肉張力減少導致塌陷，產生呼吸氣流停止與通氣量減少。CSA 可根據血中二氧化碳高低

分為低二氧化碳 (hypocapnia) 及高二氧化碳 (hypercapnia) 兩種 CSA 型態。低二氧化碳 CSA 包括引起心衰竭的陳氏性呼吸 (Chyene –Stokes breathing) 型態，以及高山症造成的陣發性呼吸 (periodic breathing)。高二氧化碳 CSA 則包括中樞型肺泡通氣 量 減少症候群 (central alveolar hypoventilation syndrome)、肥胖相關的通氣量減少 (obesity hypoventilation) 以及神經肌肉病變等造成的通氣量不足症候群，這些都可能和心臟血管疾病，會增加腦中風，冠心病及心臟衰竭的風險或因中樞神經調節出問題或與腦部的睡眠中樞神經退化的發生有關。然而，這些一般出現在老人或合併有肥胖病史的患者，有此症候群的老人比較容易打鼾，睡眠時常有短暫呼吸中止，白天會容易感到疲勞、嗜睡、打哈欠等精神不濟的情形發生。

另一方面，腦部中風或是損傷也可能造成神經性中樞睡眠呼吸中止症候群，也是一種呼吸睡眠障礙 (sleep- disordered breathing, SDB) 疾病。當然，腦幹的中風也可能造成 OSA 或中樞神經性呼吸中止症候群；其他腦部受損，如：間腦，前額葉，扣帶 (cingulate)，前顳葉等處也都會影響呼吸的控制。

(3). 混合性：同時患有阻塞型與中樞型睡眠呼吸中止。因此，睡眠呼吸中止症的患者，在神經方面，除了自主神經失調，長期交感神經常處於亢進狀態，影響了血壓上升，心跳加快；同時，在內分泌方面的影響，也發現瘦素濃度升高，瘦素阻抗，飢餓激素可能些微上升和體重增加等，所以，長期下來容易罹患心血管疾病、中風、心肌梗塞等風險增加；嚴重時，甚至會導致心臟衰竭的發生，所以此病可以說是「心臟的癌症」，嚴重性不容小覷。

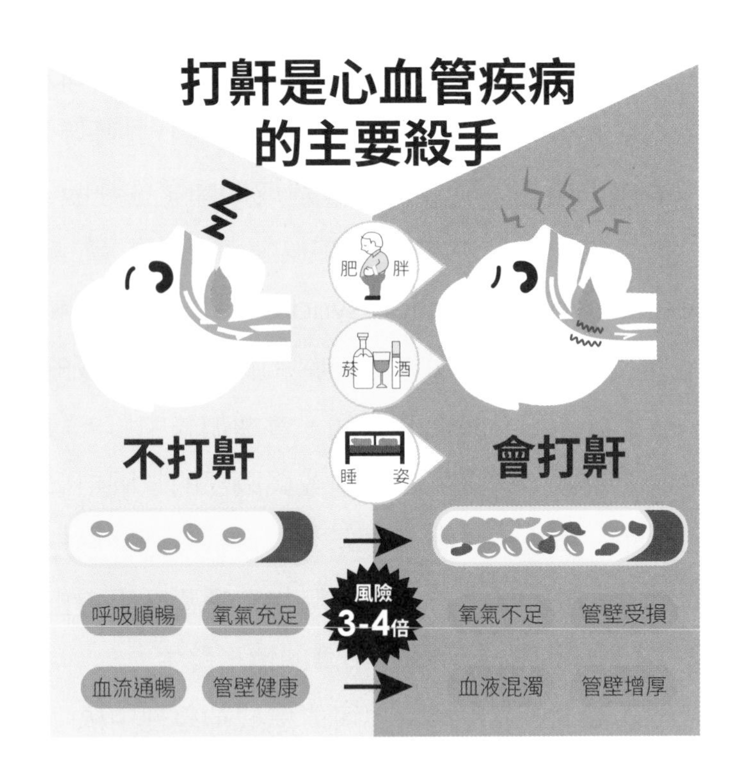

睡眠呼吸中止症候群的您有下列症狀嗎？

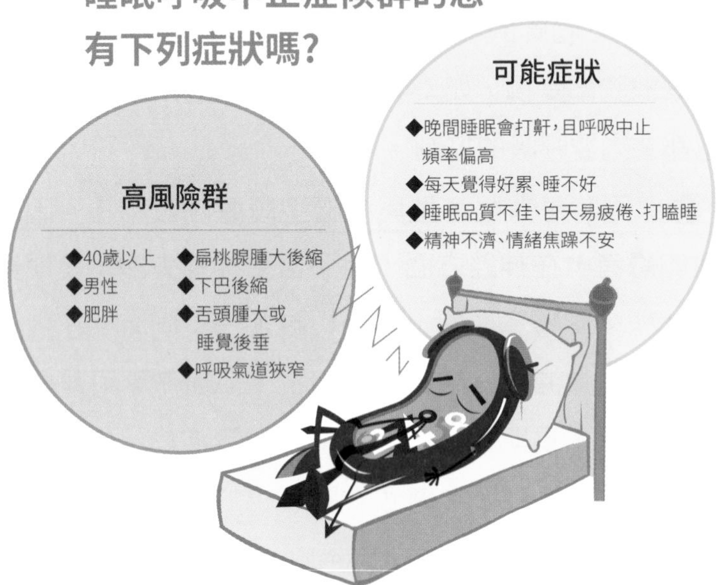

二、猝睡症 (narcolepsy)、嗜睡症、渴睡症又稱發作性睡病，是一種長期中樞神經失調的疾病，目前真正機轉不清楚，發生年紀在 7-70 歲左右，以 15-36 歲之間最多，有研究認為和食慾素 (orexin) 基因功能受損有關，臨床上會產生過度嗜睡、猝倒、睡眠癱瘓及睡眠幻覺等四大症狀：

(1). **過度嗜睡**：其表現的型態，如：一次瞌睡時間約 10-20 分鐘，一般不超過 1 小時，瞌睡後在經過 2-3 小時後，又想睡覺；常在白天的日常活動場合中，出現不適當的睡眠，如：正當在吃飯中、開車及工作中突然睡著；可能因睡眠時的頻繁幻覺或睡眠癱瘓，導致晚上睡覺時出現斷斷續續片段的睡眠；或因白天嗜睡時間過長，而干擾到晚上的睡眠週期所致。

(2). **猝倒** (cataplexy)：主要是突然短暫的失去肌肉張力，有時病人突然膝蓋無力而跌倒；或因突然頸部失去肌肉張力而頭部後仰或向前低頭；或因顏面肌肉突然失去張力出現面無表情。通常由於情緒上的刺激（如大笑、憤怒、興奮等）所誘發，發作時，睡眠週期中有時會合併幻覺出現。

(3). **睡眠癱瘓**：俗稱 " 鬼壓床 "，可在入睡時發作（hypnagogic）或在正要清醒時發作 (hypnopompic)，無法控制全身肌肉而呈現無力狀態，通常患者意識清醒，但眼皮無力睜開，持續時間約 1 到 4 分鐘左右。

(4). **睡眠幻覺**：此病的盛行率約萬分之六，每個年齡層均可能發生，特別好發於十多歲的青少年，男性比例稍多於女性，其病因未明，發現此病跟基因、環境因素及某些中樞神經疾病有關。入睡時，出現夢與現實世界的交錯重疊，有視、聽、觸覺的出現。一般病發前，有一些明顯的誘發因素，例如嚴重的睡眠不足，睡覺清醒週期不規則，長久的晝夜輪班工作，或頭部傷害（例如頭部外傷、腦瘤及多發性硬化症）等；根據研究，發現發作的病人可偵測到 HLA-DR2 這個基因，但我們不能單單以 HLA-DR2 基因來判斷是否有發作性睡病，因正常人約有 30%的人也帶有 HLA-DR2。另外，有些疾病也會有 HLA-DR2 陽性反應。如果患者的一等親家族中，罹患此病的機會，將是其他沒有家族病史的人多 6 到 18 倍的機率；此病目前只能控制，無法治癒。

三、睡眠不足症候群 (insufficient sleep syndrome)

在所有引起嗜睡症中，約佔 20% 的比率。由於現今工商業發達，有些下了班後，晚上還需要外出應酬，搞到三更半夜才回家睡覺，隔天早上仍然要照常上班，造成慢性睡眠剝奪 (睡眠不足)，導致白天昏昏欲睡；因此，大部份的人通常希望在假日時，把不夠的睡眠補回來，但這是不對的想法與做法－因為人每天都會有固定的睡眠週期，不應該以多睡覺補眠去打亂正常的睡眠週期，因為這舉動是有害的。

四、中樞性嗜睡症 (idiopathic CNS hypersomnia)

此類嗜睡症直至 1966 年才和發作性睡病區分清楚，它的特徵：沒有猝倒（cataplexy）現象發生，也沒有入睡期的快速動眼期（即快速動眼期在入睡後 15 分鐘內發生），不會有晚上失眠的抱怨，嗜睡程度也沒有猝睡來得厲害。好發年紀約在 10 歲左右的青少年身上。診斷及治療方法和猝睡相類似。

五、其他原因

a. 內科疾病

一些內科疾病本身，像糖尿病、 肝功能障礙、急性呼吸衰竭、急性腎衰竭、懷孕初期、甲狀腺低下症或肢體肥大症等病的發生，也可能合併嗜睡的症狀。一般解決潛在隱藏的內科疾病才會有效治療此類的嗜睡症，另外一些中樞神經方面的疾病，像腦血管意外、腦瘤、多發性硬化症、腦炎、Wernicke's 腦病變（Wernicke's encephalopathy）及頭部外傷等也都會有機會引起嗜睡。

b. 藥物引起

在疾病的藥物治療上，有些抗組織胺的藥物，像用來治療皮膚過敏、鼻塞及流鼻涕等，也常會引起使用者嗜睡現象；若不當使用長效型的鎮靜安眠藥物，也會引起患者整天昏昏欲睡。另外，某些種類的抗憂鬱藥物雖有鎮靜的效果，但也有嗜睡的副作用，多盡量避免，或慎用。

（三）睡眠清醒週期失調

正常的日常作息，規則的控制睡眠及清醒的週期，而體內的生理時鐘受到外界環境的影響，如：環境溫度不舒適、光線太亮、躁音等。若腦部退化或損壞，或國際旅行，旅遊時差，或從白天班調到大夜班的工作輪班，或失智症，中風等發生，則生理時鐘變成不規則或無法配合外界每日二十四小時的週期，另外，如，延遲型睡眠週期症候群以及早鳥型睡眠週期症候群，這些症候群的發生，都會造成睡眠週期混亂，出現該睡的時候睡不著，該醒的時候想睡覺，不過這類睡眠障礙通常可以在短時間內調整過來。

以下簡單介紹這些影響因素：

i. 晝夜輪替工作者 (shift worker)：

夜班工作輪替者，如果出現睡眠障礙－睡眠清醒週期失調，可參考以下方法來調整睡眠：下大夜班後若是正值清晨時段，不要馬上上床睡覺，可先做些別的事，建議最好等到吃過午飯後，精神開始走下坡時，再上床睡覺。若下夜班後當天休假，則在下午小睡一小段約 1 至 3 小時，其餘在留晚上補睡。另外，建議輪值時，最好應朝順時鐘方向來排班，也就是大夜班 → 白班，白班 → 小夜班的方向順序輪替。夜間工作環境應該保持明亮，而白天睡覺時環境應盡量昏暗。如果已經出現嚴重的睡眠障礙，影響個人自身生理與心理健康時，應選擇放棄夜班工作，或轉換在白天的工作環境，才是根本的解決方法。

ii. **時差** (jet lag)：

若因長途旅行飛越不同時區，可能引起時間改變，日夜節奏脫序的現象即稱為「時差」。如台灣飛到美國、加拿大等地，可能會因兩地時間的差異而引致不適應；由於，每個人的睡覺、體溫、血壓、內臟機能 .... 等，無不隨著生理時鐘而規律地運行，一旦飛航至異地，生活律動可能發生混亂，身體機能、精神狀況也會跟著受影響。由於，時差症候群導致睡眠階段的改變，由於淺睡期延長，睡眠容易被打斷，整個睡眠效率降低，因此引起週期睡眠障礙。

iii. **延遲型睡眠週期症候群** (delayed sleep phase syndrome)：

這類患者，俗稱 " 夜貓子 "，常見於年青人。由於工作或是遊戲或打電動等，常延後睡眠時間至凌晨兩點以後才睡覺，通常會睡到早上 10 到 12 點，甚至下午 1、2 點才起床。但這些人常常抱怨晚上入睡困難，而在清晨卻是難以維持清醒。這類患者發生的睡眠障礙，可用光療法或褪黑激素給予治療或調整睡眠。

iv. 早鳥型睡眠週期症候群 (advanced sleep phase syndrome)：

這類患者，有人稱之為"雲雀族"常見於老年人，患者常常提早至傍晚6至8點就去睡覺，醒來時發現才清晨2、3點，由於時間不對，想再睡覺也睡不著，這種情況對身體健康一般無大礙，只是睡眠生理時鐘的轉換比正常人提早幾小時，但讓人困擾的是生活作息與他人不同，可能會影響社交活動。至於治療方面，提前型睡眠週期症候群的治療方法與延遲型睡眠週期症候群類似。

(四)類睡症 (Parasomnias)

指睡眠期間發生不正常且令人不快異常的行為，大多發生在學齡前兒童；雖然如此，其睡眠品質幾乎不會受到影響，其涵蓋範圍有：夢遊、惡夢、夢魘、夜尿、夜驚、鬼壓床等，這些現象大都會隨著年齡的增長而逐漸改善或消失。

類睡症由國際睡眠疾患分類，依據睡眠周期間的關係做以下分類：

一、喚醒失序 (arousal disorder)：發生在非快速動眼的第三和第四個睡眠週期，病人從深度睡眠期喚醒，但卻無法完全清醒過來，產生動作或情緒的異常行為，如：意識不清的喚醒、夜驚、夢遊、睡眠驚嚇等，但病人本身並沒有留下任何記憶。

(1). 意識不清的喚醒：通常出現時間很短，只呈現簡單的動作，並沒有明顯情緒表現，對環境也無明顯反應，被喚醒時，患者的意識通常是混亂的，有時會含糊的發出聲音，甚至張開雙眼。

(2). **夢遊症**：指非快速動眼期 (慢波) 睡眠中不自覺起來遊走的睡眠疾病，因此發生的時間主要在前半夜，好發的年紀在 4-8 歲左右，約有 40% 的孩童曾有發生夢遊症的紀錄，特徵為起床到處行走，漫無目的的走來走去，步伐緩慢且能避開障礙物，警覺及判斷能力變差，眼睛睜開，臉上並無表情，可能發生原因：包括遺傳、睡眠不足、發燒、過度疲倦、創傷經驗、壓力、生理疾病或影響中樞神經系統藥物使用，如：一些安眠藥和抗精神病藥物，此外，睡眠剝奪後再次入睡，因發生片段性的睡眠，也有可能會導致夢遊的發生。

(3). **夜驚**：主要發生在 4 到 12 歲的孩童，盛行率約 3%，男孩多於女孩，這些患童常有家族史。發生的時間約在夜晚的前半夜 (入睡後 1 小時左右發生)，由於突然在非快速動眼期 (慢波睡眠) 被喚醒，常伴隨著強烈的交感神經反應，如：心跳變快、呼吸急促、臉潮紅、冒汗，肢體動作。其誘發因素可為睡眠不足、發燒及服用抑制中樞神經的藥物。發作後的記憶幾乎不記得，夜驚的發生頻率會隨著孩童的長大而逐漸的消失。在臨床上，夜驚屬非快速動眼期常與快速動眼期的夢魘容易混淆。

二、快速動眼期相關之類睡症 (parasomnias associated with REM)：由於生理現象失去彼此間的協調性，或是在快速動眼期間不適當的出現喚醒所導致，如：夢魘、睡眠麻痺 (俗稱：鬼壓床) 或是快速動眼睡眠動作疾患等情形。

(1). **夢魘** (nightmare)：多半在夜晚的下半夜，黎明前發生 (快速動眼期發生)，特徵為反覆發生逼真的夢境，且令人恐懼，最後使病患從恐懼中驚醒，且驚醒後意識清楚對夢境歷歷在目，不管夢境有多驚怕，夢裡的肢體動作不會在現實的世界中表現，夢魘發作的頻率有時會伴隨著因創傷後壓力症候群而增加，而帶有偏頭痛、氣喘與心臟疾病患者，更容易有此現象發生；在藥物方面，如：抗憂鬱藥、高血壓藥、抗組織胺等，有時也會導致夢魘的發生。一般孩童從三歲開始，就可能有夢魘的發生，幾乎一半以上的人都有夢魘的經驗（事後有記憶），到了六歲以後，夢魘的發生頻率開始逐漸減少而消失。

(2). **睡眠癱瘓**：俗稱鬼壓床，指在睡眠開始時或即將結束快清醒時，最初發生的年齡大多是在青少年時期，最明顯表徵是意識清楚但全身或四肢肌肉麻痺無法動彈，其實睡眠癱瘓是猝睡症的症狀之一，若同時伴隨著猝倒、過量的白天睡眠，則要考慮猝睡症的診斷。

(3). **快速動眼睡眠動作異常** (REM sleep behavior disorder；RBD)：多發生於 50 歲以上男性，成人盛行率小於 1%，兒童較少見；發生時間大多於睡眠後半段，常常是忽然，陣發性的發生，發病可能一晚好幾次發生，是指原本在 REM 期應該缺乏張力的肌肉，變的有力量可以自由活動，急性發作通常與藥物或酒精戒斷有關。病人在夢境中，會表演出夢境中的動作，包括尖叫、揮拳等複雜動作，此時叫醒病人，病人會陳述與剛才動作一致的夢境。值得注意的，可能伴隨著其他神經疾病出現，甚至是這些神經疾病的初期表徵，慢性的快速動眼期睡眠動作異常，常與巴金森氏症或路易士體失智退化性疾病有關。

夜驚與夢魘的差異性

特性	夜驚	夢魘
發生在晚上哪個時段	非快速動眼期，特別在深慢波睡眠	大多出現在快速動眼期
肢體動作	有	少
說話或發出聲音	通常	很少
交感神經反應	強	弱
事後記憶	沒有	有
醒來時對外界反應	混亂且失去定向	正常
受傷	通常	很少
暴力行為	通常	很少
在床上移位	通常	很少

第3章

睡眠障礙與神經，內分泌，免疫系統的相關性

睡眠障礙的主要定義是入睡困難，或是較難持續足夠的睡眠，由於睡眠障礙容易引起疲倦、記憶力受損、學習不良、容易生氣、降低平日的生活品質，甚至，進一步會損及職場上的效能，所以值得人們警惕；但是，要維持睡眠的平衡狀態，其實主要和三大系統有關係：神經、內分泌及免疫系統，其實內分泌和自主神經是會調控影響免疫功能，同時也可藉由其中內分泌荷爾蒙及神經傳導物質的釋出，再經由血液，淋巴的運送，把葡萄糖、脂肪酸、蛋白質和氧氣等的相關物質來互相作用調控；一旦睡眠障礙發生時，這些因素也發生失衡，間接的，影響了疾病的發生，目前已知有許多領域，包括有老化、精神疾病、慢性病等都直接或間接與以上這三大系統有關係。

(一)睡眠障礙與神經系統的關係

自主神經系統：交感神經系統和副交感神經系統

睡眠過程的調控是由腦幹及大腦皮質間交互作用，再加上許多神經傳導物質相互作用的結果，其中自主神經系統(autonomic nervous system，ANS)，交感神經與副交感神經兩者必須達到平衡，才能得到良好的睡眠效果；自主神經系統又叫做自律神經，分為二部分，包括交感神經系統和副交感神經系統。交感神經分泌的神經傳導物質為正腎上腺素，副交感神經分泌的神經傳導物質為乙醯膽鹼，自主神經是控制一些基本的身體機能，機能控制各器官系統的體溫、呼吸、消化、心跳、肌肉等組織功能，自主神經的運作不受大腦的控制，自動自發的自主運作，是沿著脊髓神經分布到全身的內臟及血管組織，而交感及副交感神經必須相互協調制衡，如同陰陽調合，才能使人體維持正常運作。在白天時，一般交感神經普遍較為活躍，若過度活化，血中膽固醇及血壓均會上升；晚上則是副交感神經轉為較活躍，相反的可以降低膽固醇的產生及降低血壓，人類由清醒慢慢進入睡覺時期，副交感神經的活性也隨之增強，而交感神經的活動力轉為變弱；在進入睡眠非動眼週期的第 1-3 期，副交感神經會漸漸興奮，結果心跳下降、血壓下降、周邊血管阻力下降、心輸出量下降；同時期，交感神經張力也呈現改變而下降，一般在此時期，血壓的下降比清醒時期約略降低 10-20%，心跳則在非動眼期的第 3 期下降至最低點；在睡眠動眼期，交感神經張力較強，但心跳、血壓，一般變異較大；若突然被驚醒或叫醒，會影響交感神經的活動與改變，血壓和心跳均會呈現突然升高。

若連續 5 天失眠，自主神經功能會改變且變差。難入睡型，屬於交感神經較興奮；淺睡眠，屬於交感與副交感神經失衡。因此，自主神經紊亂，就會打亂生理睡眠節奏，引起睡眠障礙，此時，忽略不處理，基本上不會造成腦部損傷，但卻會產生「耗盡症候群」：脾氣變差、很容易不耐煩、失眠、頭痛等；同時，也容易引起神經認知障礙，如：反應遲鈍、認知能力下降、表現能力下降，且記憶力不集中；長期下來，心臟病發生比例增加，許多慢性病發生比例也會增加，如代謝症候群、自體免疫疾病、巴金森氏症、老化加速，失智、焦慮、憂鬱等。

一般而言，睡眠障礙會提升交感神經的興奮性，使血壓升高，由於交感與副交感神經調控的失衡，會導致心臟負荷增加，加重心臟衰竭的症狀；身體抵抗能力會下降，易致肺部感染；若熬夜，不睡覺一睡眠障礙引起自律神經失調，此時，肝臟無法正常的將人體過多的葡萄糖轉回肝醣，導致肝臟無法獲得較好的休息，長期下來也會影響肝臟功能，造成所謂「疲憊傷肝、爆肝」。值得注意。

其實發生自主神經失調，已經是一種警訊，提醒你的身體已經超過所能負擔；然而，臨床上「自主神經失調」屬於一種功能性的問題，病患常做過許多檢查卻難以找到病因。為了可以觀察受試者是否有不正常的自主神經反應，目前應用以下幾種自主神經系統的檢查方法，以作為治療反應的追蹤工具。

1. **心跳變異率測量**：利用心跳之間的變動程度，評估交感與副交感神經系統的平衡狀態，臨床研究顯示，心率變異與疾病的預後有顯著的關連性，於 1970 年代， Ewing 研究團隊也應用心率變異參數來診斷出糖尿病心臟自主神經病變的相關性。

2. **姿勢變動反應**：利用受試者由躺至站姿勢後的生理參數變動情形，以判斷自主神經系統的反應情形。

3. **皮膚導電性測量**：測量在刺激下，皮膚導電性的變化。

然而，在評估自主神經的研究中，利用心跳變異來探討睡眠狀態下神經反應的變化情形較為常用；偵測上可用低頻心跳變異 (LF；0.04-0.15Hz)，來表示交感神經活動的變化，另外可用，高頻心跳變異 (HF；>0.15Hz) 來表示副交感神經活動的變化。若 LF/HF 比例，在睡覺時下降，表示副交感神經張力較強，反之，表示交感神經活動較強。

(二)睡眠障礙與內分泌及免疫的關係

人體當中腺體又分為外分泌腺和內分泌腺。

(1). **外分泌腺：**釋放分泌物至導管內。例如：肝臟、胰臟、乳腺、淚腺。

(2). **內分泌腺：**無管腺，直接將產物分泌至周遭細胞外空間，然後進入血液循環輸送到作用器官，包含：下視丘 (hypothalamus)、腦下垂體 (pituitary gland)、松果腺、甲狀腺、副甲狀腺、乳腺、腎上腺、胰臟的胰島、卵巢、睪丸、胎盤。

簡單來說，內分泌是腺體的分泌激素一又叫荷爾蒙，可隨著血液流動至身體器官，在體內發生作用，其中，身體內不同的荷爾蒙也會互相影響，形成一個錯綜複雜的網絡來維持身體機能的恆定。

其實，人體內這個龐大的激素系統，在正常情況下，各種激素是處於平衡狀態，且像 " 信使 " 一樣向組織、器官等傳達 " 該做什麼、不該做什麼 " 的指令，以維持體內環境的穩定及適應體外環境。一旦激素水平出現異常，就會引起各種各樣的症狀表現，也就是我們俗稱的 " 內分泌失調 "。「內分泌失調」，想必大家都不陌生，可引起臉上長痘痘、女性月經失調、不孕不育、脾氣暴躁等，睡眠不佳，甚至也可能發生癌症。

然而，睡眠品質不良卻常與內分泌激素的分泌異常有關，如皮質醇、褪黑激素，如瘦素、飢餓激素等，也容易合併在代謝上的問題，如：肥胖、腸胃疾病 (包括有：腸躁症、胃食道逆流)、肝臟疾病、大腸癌；有研究也發現，睡眠若不足，容易出現如：高血壓、糖尿病在內的多種慢性疾病；美國加州大學研究證實睡眠障礙可能增加許多疾病的風險，如糖尿病、肥胖、關節炎、心臟病或癌症的發生。同時也發現，如果每天睡眠時間若少於 4 小時或超過 10 小時，其死亡率也會增加 1.5~2 倍。

因此，睡眠不足與睡眠過多所導致的睡眠障礙，除了會影響自主神經失衡外、內分泌與代謝狀態的紊亂以及許多慢性炎症狀態的形成，均會與睡眠障礙有密切的關係。

a、睡眠障礙與內分泌的調控 - 皮質醇，褪黑激素

皮質醇 (cortisol)

一般發生睡眠障礙時，會直接影響的就是早上起床後的精神，也會影響新陳代謝的荷爾蒙的分泌，其中有一種荷爾蒙叫「皮質醇」，又名「壓力荷爾蒙」，是一種由腎上腺皮質所分泌的化學激素，能增加身體能量以應付外來的生活事務或壓力挑戰，本質上，此荷爾蒙對健康是有益的。

在生理上，皮質醇的分泌有固定日夜節律，分泌量會受到睡眠時間的長短影響，若睡眠總時數不足，會直接影響皮質醇的濃度變化。正常情況下，早上起床後體內測得的皮質醇濃度含量是最高的，約在早上 7-9 點左右，然後隨著時間逐漸遞減，到了晚上睡覺前，體內的濃度含量是最低的。入睡以後再繼續生產第二天所需要的量。當皮質醇濃度含量過高或是過低，都會對身體都會發生負面的影響：當分泌量過高時，容易導致失眠 (睡眠障礙)、疲勞、心情緊張、減低骨的形成引起骨質疏鬆、肥胖發生、高血壓、糖尿病、削弱免疫，影響免疫 T 細胞繁殖、落髮、加速皮膚膠原蛋白流失及其他方面的失調等；分泌量過低時，則容易導致低血糖、低血壓、精神不振、衰弱疲勞等。因此，睡眠障礙、半夜容易驚醒無法入睡、早醒、憂鬱、慢性疲倦、焦慮等的發生，則容易因體內皮質醇分泌失去日夜節律規範時，濃度持續過高太久而引起。

褪黑激素 (melatonin)

褪黑激素是由色胺酸轉變而來，由人體腦下垂體中的松果體所分泌的內分泌荷爾蒙，它的大部分作用是激活褪黑激素受體，也是一種調節生物時鐘的激素，可用來幫助入睡和治療睡眠障礙，在一般情況下，由視網膜感知環境中的藍光亮度，給出的光暗信號傳遞給松果體，令其在黑暗的情況下製造褪黑激素，所以有「睡眠荷爾蒙」、「黑暗荷爾蒙」之稱；褪黑激素的產生，在黑暗時或夜間時，分泌增加，有光線或白天時就會被抑制;一般晚上入睡後其血中濃度為白天的6-10倍，在晚間的中段時間分泌量最多 (約在凌晨 2-4 點鐘)，然後在晚間後半段時間濃度較少、隨天亮時濃度降至最低；褪黑激素參與同步晝夜節律，包括睡眠－覺醒時間和血壓的調節。在功能上，另外具有抗氧化作用，強化免疫功能和抗癌化的特性；也可以壓抑胰島素的分泌，刺激胰島 β 細胞的再生與增生，利於血糖的控制，及降低游離脂肪酸 (過多的游離脂肪酸可以造成胰島素阻抗及肥胖)，降低高血脂症，有助益延長總睡眠時間等的功效。

而褪黑激素在血中的濃度也與年齡大小有關，出生三個月後開始上升，3 至 5 歲幼兒的夜間褪黑激素分泌量最高，青春時期其分泌量略有下降，45 歲後大幅下降，到老年時晝夜節律逐漸平緩，甚至消失。當體內的松果體開始退化時，代表著褪黑激素的分泌能力衰退，也表示老化的發生與進行。

由於，現代人生活壓力大，容易缺乏運動、營養不均衡，這些因素都會影響身體機能的改變而引起睡眠障礙；倘若，深受睡眠障礙困擾的人可能因松果體中的褪黑激素分泌混亂，加上影響到其他賀爾蒙的改變，因而加速身體老化的發生。

因此，如果能掌握在褪黑激素衰減期，適當增加褪黑激素，強化松果體的機能，或許有助於延緩衰老的發生。

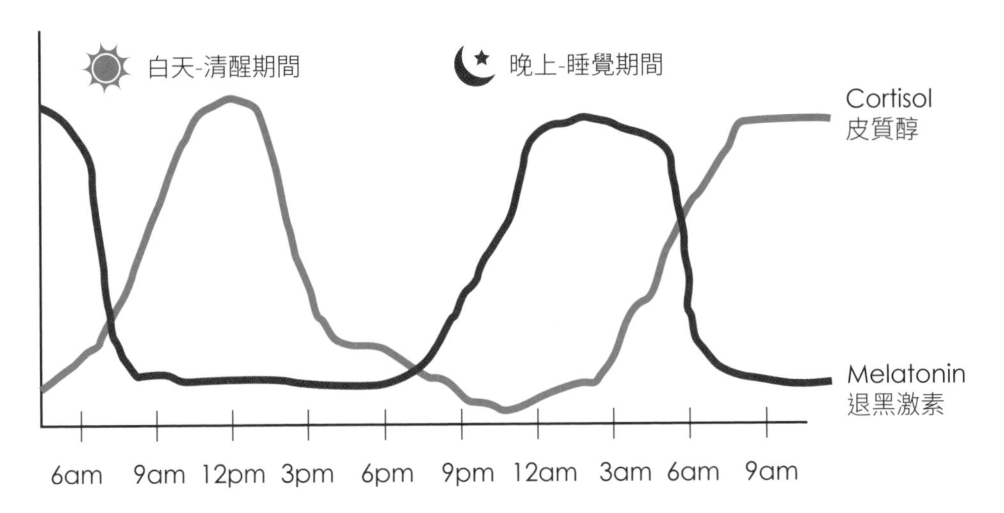

< 小知識 >

睡眠生理時鐘如何運作？

當外面光線從瞳孔射入眼球，投射在視網膜上，視網膜發出的一對視神經交叉的正上方有一對神經核，此核坐落於大腦的下視丘上，稱為視上核（視丘上核），負責協調代謝及掌管生理時鐘的調控，可通知松果體何時分泌退黑激素，與調整晝夜節律。

白天光線進來時褪黑激素會被壓制，這時身體的內分泌系統就感應到褪黑激素的濃度降低，進而分泌白天需要的荷爾蒙，以維持白天的精神與專注力。天黑後照進來的光變少，褪黑激素開始分泌，身體就會告訴我們現在是晚上。

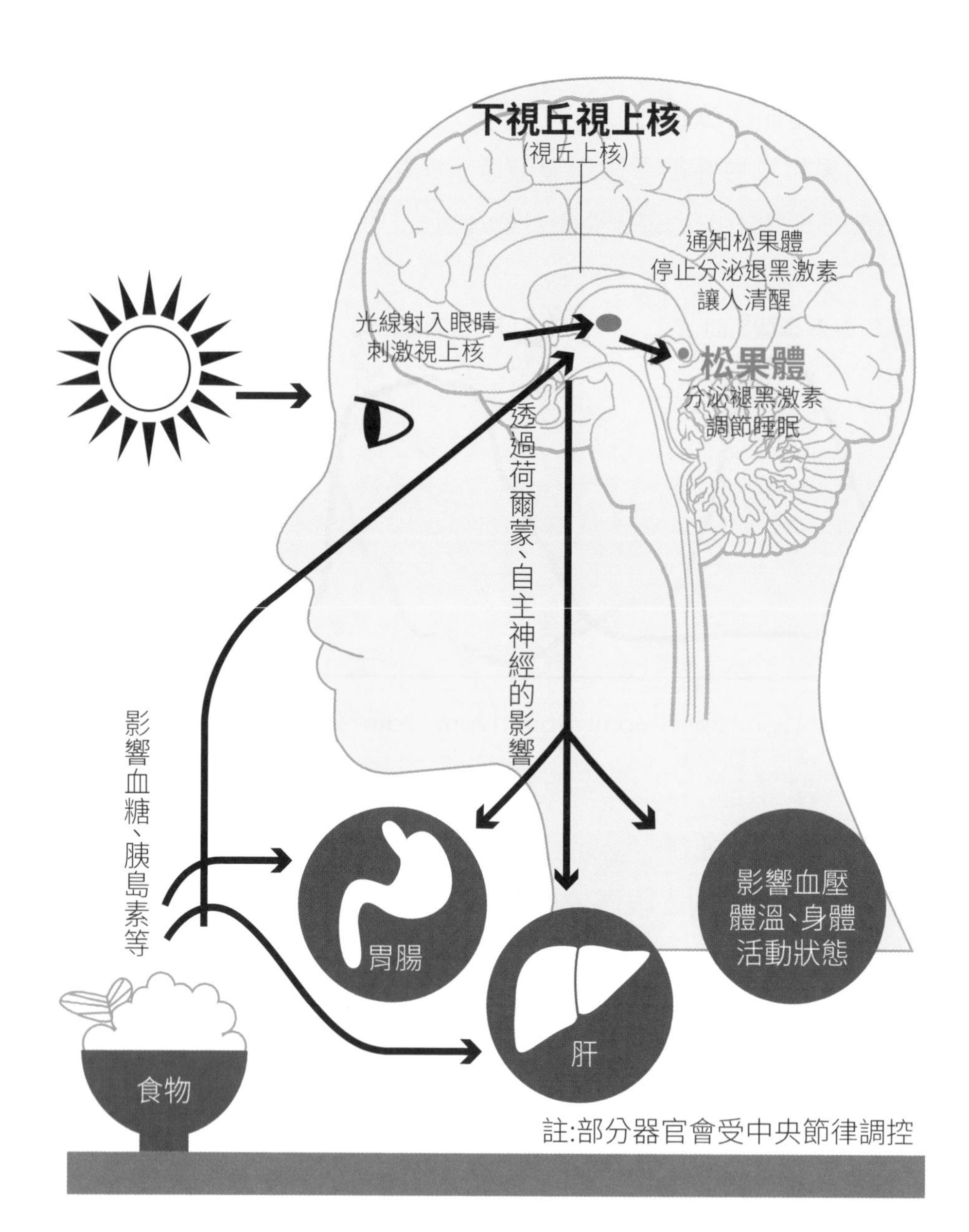
下視丘視上核
(視丘上核)
通知松果體
停止分泌退黑激素
讓人清醒
光線射入眼睛
刺激視上核
松果體
分泌褪黑激素
調節睡眠
透過荷爾蒙、自主神經的影響
影響血糖、胰島素等
胃腸
肝
影響血壓
體溫、身體
活動狀態
食物
註:部分器官會受中央節律調控

食慾素 (orexin)，又名下丘腦泌素 (hypocretin)，也稱清醒激素，它是一個神經荷爾蒙，從下視丘神經元分泌，分別是指食慾激素 -A 及 B（或是下視丘泌素 -1 及 -2），兩者是由一種蛋白原分裂而來的，而且兩者的胺基酸排序相似度達 50%。研究發現食慾素 A 可能比食慾素 B 在生物學意義上更重要。只有很少數量的細胞負責產生食慾素（這些細胞位於下視丘的側部及後部），但是這些食慾素的影響卻可直達整個腦部。它的分泌會受其他激素，瘦素 (leptin)、飢餓素 (ghrelin)、和身體血糖變化的影響。

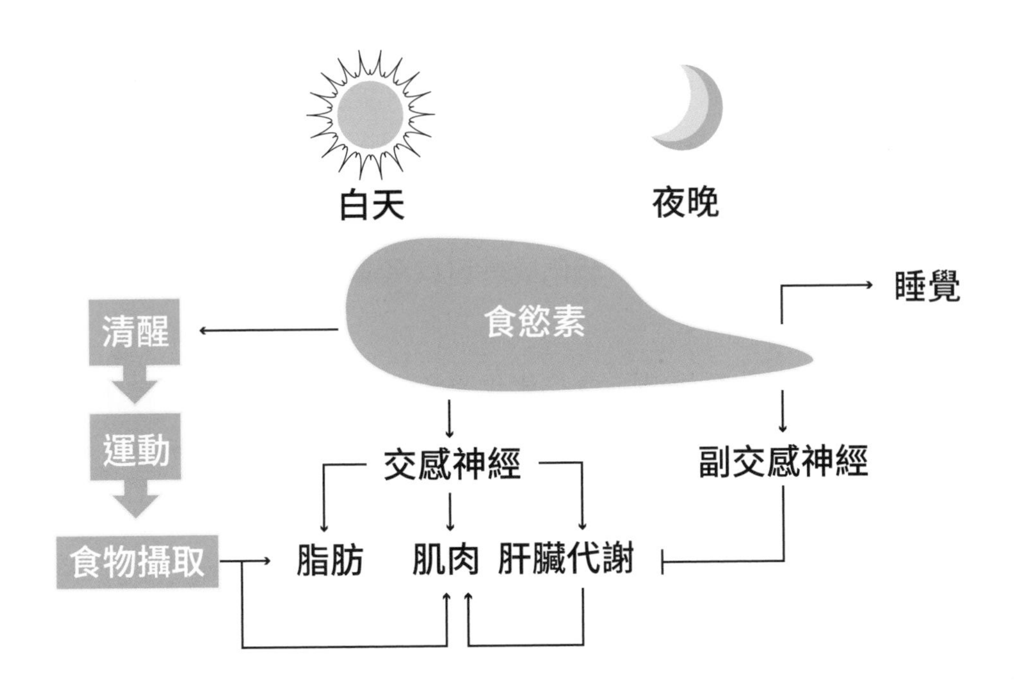

最近的研究發現中樞神經注射食慾素會促進清醒、體溫上升、身體運動及能量消費的大幅提升，也影響日夜週期血糖的變化。因此指出食慾素的主要角色具有平衡新陳代謝、生理節奏以及調解睡眠債(睡眠障礙)等多方面的功能，從而決定生物體究竟應該清醒或是睡眠，在參與睡眠的調節中扮演一個重要的角色。當缺乏睡眠時，會增加食慾素的傳送。由於，發生長期睡眠障礙時，會消耗大量的能量，身體為了補充能量，所以會促進食慾素分泌，增加食慾及進食，腸蠕動及胃酸分泌上升、而導致肥胖(脂肪合成增加)，也會增加自主神經的反應及皮質醇分泌上升和誘發清醒的負面反應。若食慾素不足會導致猝睡症，也會有體重增加的現象，引起晚發型肥胖、高胰島素血症、嗜睡，及老衰等疾病的發生。另一方面來說，如果血糖濃度太高時，會抑制食慾素的分泌，故有肥胖或肥胖合併第二型糖尿病，會導致食慾素的分泌下降；在動物的研究上也發現，食慾素可促進胰島素的分泌和降低血糖，從這些機轉，我們或許可以考慮利用食慾素來做為第二型糖尿病的治療藥物。

至於，老化的發生時，食慾素是呈現下降的(因食慾素會增加身體功能，保護老年認知能力的下降)，因食慾素可以誘導 HIF-α 一可促進粒線體 ATP 能量的產生一的表現，且可抑制氧化壓力的產生，因此可避免因老化促使腦部氧化壓力的增加，造成腦部鐵代謝功能失調，進而導致阿茲海默症或巴金森氏症和許多退化性相關疾病的發生，所以食慾素的增加是具有保護神經退化性疾病的功能。

飢餓激素(又稱飢餓荷爾蒙，Ghrelin)：是一種自然的生長荷爾蒙，由腸胃內的細胞分泌：75-80% 來源是胃細胞，其餘的部分來自近端小腸細胞，一般在進食前 1 小時會上升；在進食後，開始出現下降且維持 3 小時。此荷爾蒙主要是促使食慾增加，誘導血糖的增加及降低胰島素的分泌，調解能量平衡，肚子餓時 (胃排空時)，準備進食前分泌，產生促進食慾的功能，並大大提升食物吸收，吃不飽時，會分泌增加；吃太飽，分泌會減少。正常下，瘦者的飢餓激素濃度會上升，肥胖者，此荷爾蒙濃度會下降；隨著年紀的老化，飢餓激素分泌會上升，這和年紀增加時，體重因而伴隨增加有關；在癌症病人合併瘦弱的情況下，飢餓素也會有上升的情況。此外，其功能還可以促進腦下垂體分泌生長激素，增加神經幹細胞及成骨細胞的增生及分化 (可被瘦素抑制)，且可增加骨質密度 (BMD) 值；可抑制心臟交感神經活性及降低血壓，進而保護心臟及防止心律不整的發生，抑制因血糖誘發胰島素的分泌。在慢性壓力的情況下，皮質醇會上升，飢餓激素也會上升；飢餓激素上升時，增加食慾，體重會增加，同時也有緩和憂鬱及焦慮的效果，也可增加學習和記憶能力。若處於缺乏睡眠狀態，飢餓激素一般會上升，增加食慾，故容易導致肥胖，例如：常出現在合併有睡眠呼吸中止症的患者。所以，如果有好的睡眠，可減少能量及脂肪的消耗，飢餓激素自然會下降。至於，若老化及肥胖發生時，食慾激素濃度呈現下降，這可能會導致記憶力的喪失，類似阿茲海默症的發生。

瘦素 (Leptin)：是一種脂肪激素，主要由脂肪細胞分泌，其分泌是依據週期節律分泌，最低點出現在白天；在夜間時，一般瘦素濃度較高，夜晚 (在早期至中期的睡眠) 時，達到最高點；瘦素本身類似 CRP(C- 反應蛋白)，是一種發炎反應的指標，可影響情緒和認知能力，有抗憂鬱和抗焦慮的效果，可以增加免疫功能，調節呼吸功能，改善神經元細胞的萎縮、改善腦容量及改善神經突觸的功能異常，還有增加神經樹突的長度。瘦素本身也可以刺激交感神經系統，促進交感神經功能活躍，容易消耗卡路里，可直接抑制脂肪合成，促進脂肪分解，增加脂肪消耗，且可抑制食慾，達到減肥效果，初期以為它只是一個減肥荷爾蒙；其主要功能是令人飽足感，不想吃東西，可促進睡眠，和抑制食慾素分泌。在一般正常情況下，瘦者的瘦素在體內濃度出現較低，肥胖者瘦素的體內濃度出現較高。若睡眠障礙 (睡眠過短) 的時候，瘦素會下降，也會降低代謝反應，這樣反而會促使飢餓激素上升，食慾增加，同時，壓力荷爾蒙 (皮質醇) 會增加及胰島素阻抗也會隨之上升，身體質量指數 (BMI) 上升及體重也隨之增加，瘦素也轉趨上升；其實研究發現瘦素的高低與睡眠時間的長短、BMI 值有相當大的相關性，會呈現一個 U 型 (如圖) 的變化：當睡眠少者 (少於 7 小時)，會使 BMI 值上升；如果睡眠高於 8 小時，其 BMI 值也上升，一般正常 7 至 8 小時的睡眠，BMI 值是在最低點。這也為何睡眠障礙發生時，容

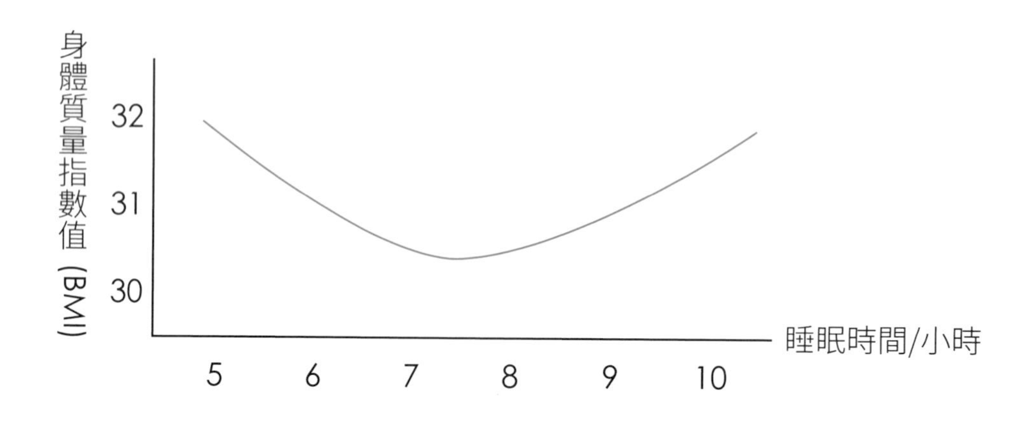

易導致第二型糖尿病發生的原因。

在另外一方面，若睡眠障礙發生肥胖，瘦素濃度持續增高，出現瘦素阻抗時，身體就像一直處於低階的發炎反應狀態，加上也會使自主神經系統過度活化，所以容易有慢性疾病的發生，如：血管內皮功能受損，心臟血管問題、呼吸睡眠中止症、癌症、退化性關節炎、慢性腎病、肥胖、自體免疫疾病或過敏疾病的發生。

生長激素（growth hormone, GH）是一種肽類激素，也是一種生長荷爾蒙，由人體腦垂線下腺分泌的一種激素 - 荷爾蒙，大約 70% 的生長激素在睡眠中產生，其分泌量和深層睡眠時間成正比。人的生長發育，為生長荷爾蒙所調控，主要作用在刺激生長與細胞的再生，可以促進細胞、臟器、骨骼，吸收胺基酸合成蛋白，並維持及增加肌肉量，還有抑制脂肪細胞吸收、燃燒三酸甘油脂的作用。一般睡眠 1 小時後開始分泌，約 50% 的分泌發生在睡眠非快速動眼 (NREM) 週期的第三期及第四期。然而，當睡眠障礙時，會壓抑生長荷爾蒙的分泌；反之，若壓抑生長荷爾蒙也會引起睡眠障礙；例如，在高血糖或類固醇量增加時，均會抑制生長激素的分泌，造成睡眠障礙。

生長激素的功能：

1. **延緩衰老**：生長激素隨著年齡的增長，分泌量趨於減少，因此衰老時，分泌量降低。

2. **促進生長**：通過抑制肌肉及脂肪組織利用葡萄糖，同時促進肝臟中的糖異生作用及對糖元進行分解，使血糖升高；促進骨、軟骨及肌肉和其他組織的生長；促進蛋白質代謝，肝外組織蛋白質合成。

女性荷爾蒙、雌激素 (estrogen)：正常女性荷爾蒙分泌，會使臉部表情清楚、皮膚有彈性、有能量、心智敏銳、容易睡著、可以防止骨頭流失，而且可以引發血清素的分泌，由於可以幫助鎂移動進入組織細胞中，催化很多反應，包括褪黑激素的形成，所以可以幫助睡眠。；如果太低，身體有頭痛、偏頭痛、體重變重、尿失禁、壓力、腸胃不適、容易焦慮、疲倦、失眠等症狀的發生。

更年期發生時，女性荷爾蒙會下降將近 40~60%，黃體素可能下降至 0%，所以容易引起失眠、夜晚盜汗、臉潮紅、體重變重、憂鬱等情形。至於，有些年輕女性，在月經前後週期，由於女性荷爾蒙和黃體素造成波動，影響了睡眠，所以，造成睡眠障礙或頭痛、焦慮現象的發生。

黃體素 (progesterone)：是睪固酮的前驅荷爾蒙，會和女性荷爾蒙的分泌相互平衡，也可促進褪黑激素的產生；假如流失缺少或不足時，會造成骨質疏鬆，焦慮、焦躁、坐立難安、頭痛、偏頭痛、失眠、容易在半夜醒來等症狀發生。如果身體有足夠濃度的黃體素，可以促進血管放鬆、改善脂肪代謝、減低脂肪堆積在血中、幫助睡眠，由於增加 GABA(可幫助睡眠的蛋白的產生) 一可以促進睡眠的產生，可以降低壓力，加強放鬆能力和減輕疼痛，可以促進睡眠；在停經後的婦女，其黃體素是不足的，所以容易失眠或白天嗜睡等現象出現；在老化發生時，因黃體素下降，在男性容易發生前列腺的肥大。

睪固酮 (testosterone)：女性分泌此荷爾蒙較男性少 (約減少了 7-8 倍)，一般可以調解女性荷爾蒙的分泌，可以增加肌肉力量強度跟骨頭的質量，但它隨著年紀增加而分泌減少，容易出現疲憊感、精神不濟等，若睡眠品質不良或睡眠短少的人，睪固酮的分泌量也會減少，研究報告指出，分泌量減少會增高死亡率。

b、睡眠障礙與免疫系統的調控

睡眠干擾免疫系統，免疫也會影響睡眠，所以身體上的免疫功能和睡眠是息息相關的；睡眠時，身體內會分泌或產生荷爾蒙、蛋白質、或化學等物質，另外，有時也會為對抗外來感染而誘發一些免疫反應，然而這些產生的失調卻和某些疾病的發生是有關的。

正常下，夜間睡眠的早期，下視丘一腦下垂體一腎上腺 (HPA) 軸線功能會下降，交感神經功能下降，皮質醇下降，腎上腺及正腎上腺素下降。至於在這時期，許多影響細胞生長、分裂、修補等功能的荷爾蒙也會活化起來一如生長激素和褪黑激素 (來自松果體) 的分泌上升，瘦素的分泌也增加 (可防止睡眠時，飢餓發生引起睡眠障礙)。以上這些前發炎激素是支持免疫細胞活性，增生及分化。而這些受刺激的免疫細胞會分泌的激素有，IL-1、IL-12、TNF-α、INF-γ。睡覺的時候後讓免疫系統功能活化起來相當合理，因為此時人體運動量減少了，肌肉對能量的需求相對較低，體內儲存的能量恰好可以提供給免疫系統使用。一般在好的睡眠，深睡眠記憶性的 T 細胞會上升，(因會有較高的黏著蛋白 (integrin)，比清醒時的 T 細胞)，淋巴球、總淋巴球數均會上升，所以容易對抗病毒。T 細胞是白血球的一種，是人體免疫反應的重要組成份子，血液中大量的 T 細胞就好像身體裡面在主要幹道上的巡邏部隊，隨時準備對於入侵人體的病毒或細菌進行攻擊。

在睡眠後期及清醒時，HPA 功能上升，為了準備白天的活動，在白天清醒時，會有壓力荷爾蒙上升，如皮質醇，腎上腺素 (由腎上腺

分泌)，正腎上腺素 (來自交感神經末端分泌)，這些物質就是為了壓抑夜間所分泌的前發炎反應物質所做的反應。這些壓力性荷爾蒙是可以抑制黏著蛋白分子的產生，一般在夜晚，這些壓力性荷爾蒙濃度是低的；由於白天清醒工作時，也會有一種內生性的危險訊息，如自由基、熱蛋白的發生，這些都可以造成身體生理上的壓力，代謝上的改變及細胞的受傷，由於這些內生性訊息的變化，就如同外生性的危險因子一樣，如內毒素、發炎物質，都會造成身體上的傷害，當然這些也會啟動一些自發性的免疫反應及一些荷爾蒙分泌，如：褪黑激素的分泌，可幫助清除自由基，另外也啟動一些血液幹細胞去幫忙修復細胞組織器官。

然而，免疫系統的啟動是有日夜週期節律，T 細胞和發炎反應在夜晚的反應最大，一般被活化的免疫系統可以促進睡眠，當睡眠障礙時又會反過來促發免疫功能，而這些情況下可能會引起增強前發炎細胞激素的大量釋放，來阻止睡眠障礙的進行；睡眠障礙發生時，會促進 IL-6 上升，導致白天容易疲勞，這種 IL-6 上升就如同感染一樣，容易造成疲勞，相對的也會抑制 REM(動眼期) 的睡眠，其實這種反應是為讓病人得到休息的反應。一般而言，IL-1、IL-6 與 TNF-α 在感染時可以達到最高，所以常伴有增加 NREM(非動眼期) 的睡眠延長，並改變身體上的體溫及引起身體顫抖，這些都是為了對抗疾病的表徵。這也是為什麼感冒時，發燒常發生在夜間；若睡眠不足時，其發燒的時間點就會有變異發生。這個情況有時也會連帶有不良的反應，如造成氣喘或使類風濕性關節炎惡化。

根據研究，睡眠不足時約有 4 倍高的比例容易受感染，如感冒，還有其他感染；美國加州大學在睡眠期刊研究發表指出，夜間睡眠少於 6 小時的人容易感冒，感冒的發生率是晚上睡眠超過 7 小時的 4.2 倍。若小於 5 小時的感冒發生率，更是睡眠 7 小時以上的 4.5 倍。睡眠少於 5 小時，或睡眠狀況不佳 (需要 9 小時以上睡眠者)，則會有 1.39 和 1.38 倍得到肺炎的感染機會，或容易得到病毒的感染，都可能因為內生性的免疫功能下降，NK 細胞活性下降，TH1 細胞功能下降，TH2 細胞反應上升所致。

睡眠障礙除了降低免疫、增加感染的問題外，還可因皮質醇的分泌一直無法降低，免疫力也下降，最後導致胃酸分泌增加，容易發生胃痛、胃食道逆流等疾病的發生。若長期處於睡眠障礙的患者，這樣也 讓身體處於長期精神亢奮、輕度發炎反應狀態，身上的保護性細胞激素會呈現下降且不足的現象，最後也會因慢性發炎激素的長期刺激，導致一些慢性疾病的發生，如：動脈粥狀硬化、肥胖、糖尿病、心血管疾病、癌症等。如下圖說明

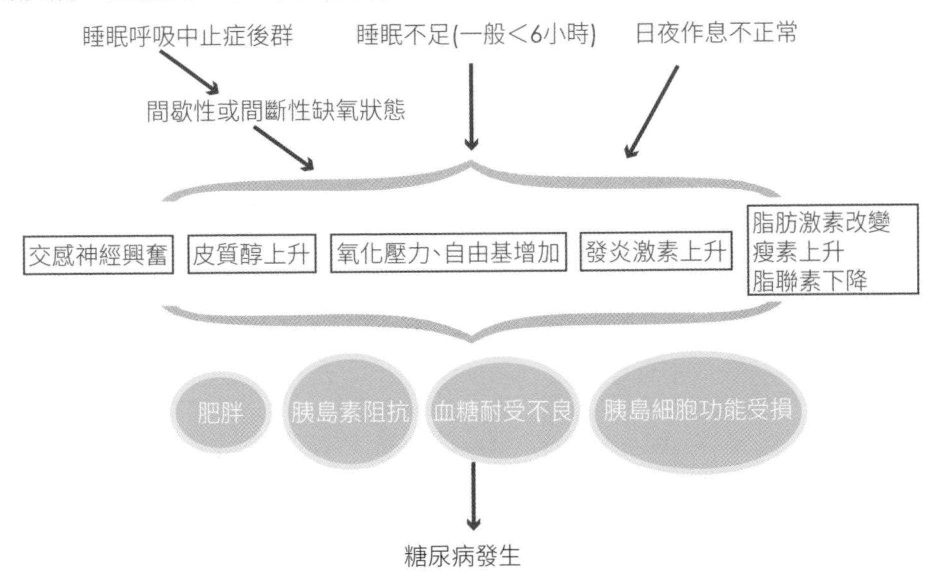

第4章

睡眠障礙與基因、端粒、粒腺體的關係

(一)睡眠障礙與基因關係

一般人發生睡眠障礙的機會約有 20% 左右，其實，睡眠障礙的發生有些人是有遺傳性的－這些人不是那麼多，例如發生極端晨型或極端夜貓型的人畢竟還是少數，與生理時鐘基因的變異發生有關，而多數睡眠障礙的發生，大多因為違反「睡眠衛生，正常睡眠週期」所造成的，但大部分的人只知道睡眠週期的表現而已，卻不知道身體內部的生理週期是如何運作的？卻在 2017 年 3 位諾貝爾獎生理暨醫學獎得主，成功的揭露了人的週期基因，時鐘基因「period gene」與其分子機轉，揭開了人類所擁有的生理時鐘 (circadian clock) 的秘密，讓人們了解到身體組織與細胞或其他生物體，均有它的生物時鐘節律－例如：皮質醇的分泌，它是一個壓力荷爾蒙，早上 9 點到 11 點，體內濃度是一個低點，所以容易倦怠，一般我們會喝咖啡來提神，而到了中午 2 點到 3 點，皮質醇又開始下降，比上午濃度更低，且腦中的腺苷 (adenosine) 不斷累積，所以會感覺疲倦、想睡，因咖啡是腺苷的結抗劑，可以阻斷睏睡，可以提神，且可專注繼續工作－這是一個週期基因調控的生物時鐘變化。由於，這個生理時鐘可以調控人的睡眠、體溫、代謝及很多生理等反應(如圖示)，相對的，也影響很多疾病的發生；其中，由此基因轉譯出的 PER 蛋白，在夜晚時細胞內會增加，在白天則降解而減少，它是可以因應外界環境而改變，如光線、飲食、運動等；此蛋白可以回饋阻斷 Period 基因的活性，影響的日夜節律，所以，當此蛋白在白天時降解，則基因就可以重新啟動它的功能。因此，睡眠它是可以受日夜節律的影響，但也有些不受日夜節律的調控，那可能會增加一些疾病，如：退化性疾病，甚至癌症發生的風險。

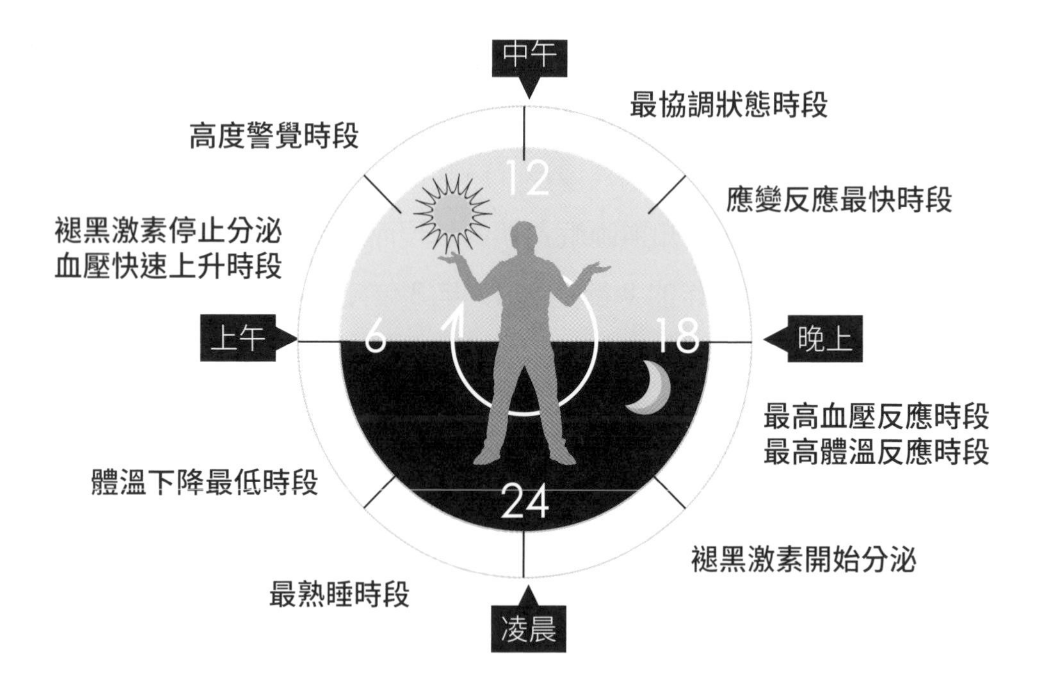

目前已了解的人體內的週期基因，它也可以影響其他基因的蛋白質，改變生理時鐘，其中包括 Cryptochrome (Cry1、Cry2)、Period (Per1、Per2、Per3)、CLOCK、BMAL1 等基因。此研究發現，人體內建的生理時鐘不是剛好 24 小時，大約落在 24.2 小時。如果把人放在不見天日的山洞內生活，依此生理時鐘，人的睡醒週期會慢慢往後延 23.85 小時至 25 小時之間。然而，當這些控制日夜生理時鐘的基因出現變異時，內生性的時鐘生理就會前後移動，如：習慣半夜 12

點睡覺，可能延後至清晨 3 點左右才有睡意，白天起床的時間也可能隨之改變由早上 6~7 點，延後到上午 9~10 點。有時，也會引起睡眠縮短，失眠。雖然時鐘基因變異會影響睡眠週期，造成睡眠障礙。但是睡眠障礙也會引起某些基因的變化或變異，而造成負回饋循環，加重睡眠障礙的發生。

目前，已知 MEIS1 基因發生變異時，與週期性肢體抽動症（periodic limb movements, PLSM）與不寧腿症候群（restless leg syndrome, RLS）兩種睡眠障礙有關。另外，BTBD9 基因變異也容易造成不寧腿症候群的發生，然而，這些疾病都可能由於鐵不足有關，至於，生物時鐘的週期基因 CSK1D 和 Per2，當發生變異時，也容易造成睡眠相位症候群 (advanced sleep phase syndrome, ASPS) 的發生，這類疾病一般好發於中年及中老年人，症狀表現：早早上床睡覺約晚上 6 - 9 點就上床睡覺，清晨 2 - 5 點早早起床。Per3 也是一個影響生物時鐘的週期基因，它如果發生障礙時，容易阻斷睡眠生理週期及造成憂鬱，尤其在冬天較容易發作；P2RY2 變異時，容易造成失眠，特別是發生在有喝咖啡的患者。

另外，DEC2 也是週期基因，當變異時，促進 Orexin(清醒激素) 的分泌會上升，引起睡眠縮短，導致睡眠障礙。FABP7 基因在正常下，它可以調控睡眠；變異時，睡眠品質就變差；CPT1B 基因和 CHKB 基因所轉譯的蛋白值下降時，容易引起嗜睡症。T-cell 受體 (TCR)alpha 基因發生變異時，也會容易造成嗜睡症。然而，影響阿茲海默症發生的相關基因變異 ApoE ε4 的發現也和睡眠呼吸中止症候群的發生有關。Karla Allebrandt 博士利用果蠅研究發現 ABCC9 的基因，

ABCC9 基因是 SUR2 鉀離子通道蛋白的遺傳密碼，若降低該基因的表現量，發現睡眠的時間呈現顯著較低，此基因和睡眠的長短有很強的關聯性；而 ABCC9 基因也廣泛存在人類族群中，也發現和睡眠時間的長短具有相關性。

由於，睡眠基因的調控也會受環境因素、神經荷爾蒙及蛋白質，生活及疾病等的影響，因此，在研究上比較複雜，不易操作。但是，已知小鼠 85% 的基因和人類相同，因此，在睡眠障礙研究上，利用小鼠來做一個很好的研究模式，以探討睡眠障礙和睡眠週期性基因的變化，但願未來有更大的發現。

(二)睡眠障礙與衰老指標－端粒長短的關係

端粒是染色體末端的 DNA 重複序列，像個帽蓋一樣對染色體有保護作用。每次細胞分裂及複製時，端粒就會縮短一點。當端粒短到極限，細胞就會停止分裂，進入凋亡或死亡，人體的組織器官也會進入衰老。端粒的縮短可以被延緩或逆轉、增長。如果端粒變太短，也容易產生相關疾病。詳細介紹請參閱本人出版－脂肪肝會失智嗎？一書。睡眠障礙不僅與自律神經失調、焦慮、憂鬱問題有關，也與細胞衰老的端粒長度變化有關。研究發現，睡眠不足會降低 DNA 的自我修復能力，也會造成永久性 DNA 的傷害，香港研究指出，睡眠不足或常熬夜的人，DNA 受損程度比正常人高出 30%，若是在整晚沒睡情況下，DNA 受損程度還會再增加 25%。若是長期處在睡眠不足的情況中，則容易導致罹癌或因基因突變可能導致遺傳性疾病的風險增加。

美國加州大學洛杉磯分校研究發現，銀髮族群若發生失眠，端粒將加速縮短相較於無失眠者的端粒長度約縮短達 24%，且隨著年紀衰老而縮短增加；一般，若睡眠時數少於六小時的失眠者，端粒的長度較正常人縮短。

值得注意的是罹患阻塞型睡眠呼吸中止症的人，其端粒的長度也比正常人較短，研究顯示睡眠呼吸中止也是導致細胞提早發生衰老的重要影響因素。有趣的事，一項評量孕婦睡眠的研究，發現其中 30% 具有睡眠呼吸中止症的孕婦，其出生的寶寶，臍帶血中的端粒也比較短，所以值得懷孕婦女注意睡眠的調節，以確保胎兒的健康。

以上研究顯示，睡眠障礙的發生似乎和端粒的長短有相當大的關係，兩者均與老化或慢性病的發生有關，因此，在預防醫學發展的今天，值得大家注意。

（三）睡眠障礙與身體能量的指標－粒線體的影響

粒線體為細胞內雙層膜胞器，他擁有自身的遺傳物質，是一種半自主胞器。無論是休息或運動，器官和組織的正常運作都必須有腺苷三磷酸（adenosine triphosphate, ATP）的參與。它像細胞的電力發電廠，主宰細胞內的能量網絡，使身體的細胞能快速傳遞並且分配能量。細胞內約 90%的能量 (ATP) 都由粒線體產生，它也是細胞內氧化還原反應最頻繁的地方，同時也是最容易產生大量自由基的地方，因此，若身體內細胞粒線體 DNA(mtDNA) 受破壞或突變時，會加速老化現象的出現與其他疾病的發生，如：心血管疾病、糖尿病、關節炎。至於癌症，在 1931 年諾貝爾醫學研究也發現，癌症的發生與粒線體的功能異常有關。

研究也發現，在睡眠障礙者其粒線體的功能也常出現異常或減少。失眠者常因黑色素激素分泌不足，而黑素激素是一個抗氧化物質，可以保護粒腺體的受損，防止因自由基的產生增加而破壞粒腺體。

至於，睡眠障礙的一些症狀，包括：疲勞、倦怠，其實，也會因為粒線體功能失調及減少而引起。以下提出一些常見有關粒腺體功能異常發生的相關症狀，如圖所示。

以後，或許可以利用偵測粒線體的功能的優劣，來判斷睡眠障礙的嚴重性。

因粒線體機能下降，引起各種不適症狀

疲勞倦怠
腰酸背痛
焦躁
睡眠障礙
肩膀僵硬
耐力不足
肢體沉重

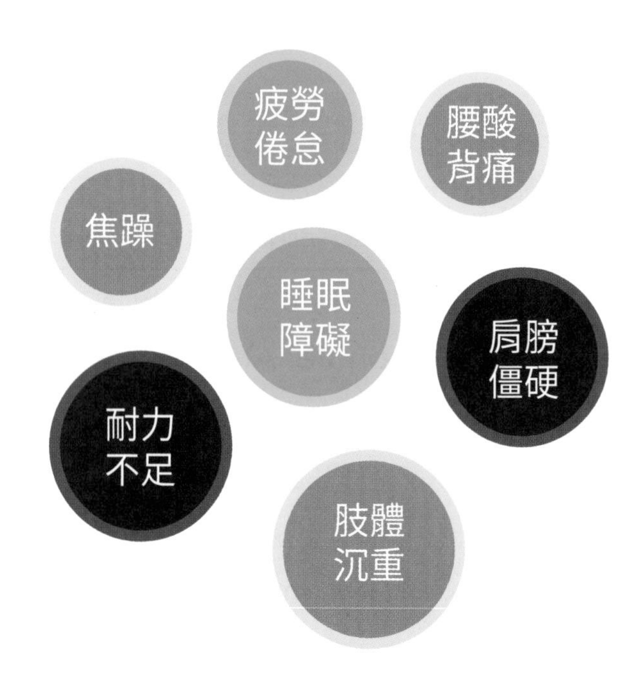

第 5 章

睡眠障礙與慢性病及老化失智的關係

睡眠不好會引起生物節律的改變，神經、免疫反應及激素分泌的異常。根據調查發現，由於，長期失眠或睡眠障礙患者，其罹患糖尿病、高血壓、高血脂、肥胖、冠心病、心血管疾病或癌症發生等慢性病發生的風險也較高，而這些慢性病的發生，其實和老化失智有著密切的關係，詳細請參閱筆者一不失記憶的藏庫密碼和脂肪肝會失智嗎？兩本書。

(一)睡眠障礙與心血管動脈硬化發生

心臟是我們身體維持生命最重要的器官，正常情況下，心臟跳動的啟動點是由右心房的竇房結 (SA node) 細胞，稱為「節律細胞」來發號施令，再透過電生理的傳輸訊號，經由房室結 (AV node)、希氏徑 (His Bundle)，再傳到左右兩心室，然後引起心臟的收縮，以維持正常的血壓及身體所需血液供應；此心律也會受到很多不同的機制所控制，包含內分泌跟自主神經等，一般正常情況下，如：白天安靜時平均心跳約在 70 次 / 分鐘左右，夜間的心跳速率相對比白天低，當人在睡眠期間，呈現休眠狀態，是讓身體休息，修復白天活動時受損的細胞與機能；身體代謝速率也會下降，對養分的需求量也會因而降低，心臟就不用頻繁地做工輸送血液，心跳可能會下降至 60 次 / 分鐘左右，有時心跳一分鐘可以發生在 45-50 下左右，若經常保持運動的人，夜間心跳可能會更低，一般都會在 45 次 / 分鐘左右或略高。至於血壓，白天會受交感神經興奮的影響，出現較高的血壓值，夜間進入休息狀態，副交感神經活動增加，血壓也會比較平穩或些微降低，可能下降約 20mmHg 左右。

如果失調，就會造成心律不整，忽快忽慢或停止的心跳節律等。若睡眠障礙發生時，破壞自律神經的平衡，所以容易造成心律不整、血壓不穩、呼吸不暢等問題。若長期熬夜，血管壓力沒辦法休息，會持續血壓升高狀態，導致心血管疾病罹患風險的增加，如：肥胖、糖尿病等疾病發生，也容易促發心肌梗塞；至於對血壓直接的影響，可能是因為交感神經過於活躍、葡萄糖耐受不良、皮質醇濃度高有關；另外一方面，由於，生長激素在晚上睡覺時進行大量分泌，生長激素的分泌，對受傷的血管壁有助於修復；若發生長期熬夜、睡眠不足，受傷的血管壁就修復延長，可能間接導致動脈硬化，這些都是可能進一步引起血管彈性下降，造成血壓水平增加等因素之一，更是造成心血管疾病的原因之一。另外，也可能因交感神經亢進、下丘腦 - 垂體 - 腎上腺素軸紊亂及其他發炎因子的參與，使得患者的血壓、心率、血小板聚集和血液黏稠度增加，心室顫動閾值降低及動脈粥樣硬化斑塊穩定性降低，從而引起心血管意外事件的發生。在免疫方面，正常睡眠可因食慾素的正常分泌，有效調節免疫作用，使得血管壁上的發炎反應被抑制，這就大大減緩了血管壁上斑塊的增生惡化，也預防了未來發生中風和心臟病，甚至降低失智發生的機會，因此，睡的不好或睡太少的人一這種睡眠障礙的發生，產生大量的過氧化物及自由基，使得發炎性蛋白質也增加，造成血管的內皮細胞功能不良，進而形成動脈粥狀硬化，再加上許多因素的導因，使得動脈硬化現象的加劇，導致血管進一步狹窄甚至阻塞，引致心肌梗塞或中風的發生。

美國挪威大學研究發現，每天都睡眠障礙 (睡不好) 的受試者，罹患心臟病機率增加 45%；入睡困難者罹患心臟病機率增加 30%；睡醒後，仍疲乏的人，其心臟病機率也增加 27%；依據美國心臟協會 (ACC) 公布的研究報告指出，若和每晚睡 6～8 小時的受試者相比，睡眠少於 6 小時的人，其罹患中風或心臟病發作的機率會增加 2 倍，發生心臟衰竭的機率是 1.6 倍，若和每晚睡眠超過 8 小時的受測者，出現心絞痛機率為 2 倍，發生冠狀動脈疾病機率增加為 1.1 倍；另有研究也發現：每晚睡 9 個小時以上的人 (睡得太多)，心血管壁上會有更多的鈣沉積，腿部動脈比較容易出現僵硬 (動脈硬化)；杜克大學研究也指出：女性若長期睡眠障礙，相較男性罹患心臟病、抑鬱症和其他心理疾病的可能性更高。從內分泌的角度來看，其實，男女之間激素分泌明顯存在差異，若睡眠不足確實會讓女性在精神和身體功能上受損，女性需要較多的睡眠時間讓激素分泌恢復平衡。

總而言之，睡眠障礙會增加動脈硬化發生的機會，也會加重代謝症候群、高血壓、心肌梗塞、腦中風、心臟衰竭，甚至老化失智發生的風險。

(二) 睡眠障礙與三高 (高血壓、高血糖、高血脂)、心臟衰竭的關係

睡眠障礙與高血壓

一般而言，正常血壓是收縮壓低於 130mm/Hg；舒張壓低於 85mm/Hg，主要收縮壓或舒張壓其中一個超過標準，就算高血壓。

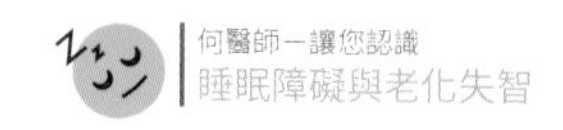

由於，在正常情況下，人在入睡狀態下，會從眼球快速轉動期進入非快速轉動期，再進入熟睡期，此時大腦及其他器官才得以喘息；若睡眠週期的快速動眼週期延長，就無法熟睡，容易睡睡醒醒，睡眠中斷(半夜容易醒來，醒來後就不容易入睡)，加上交感神經持續的在亢奮狀態，體內的腎上腺素和皮質醇分泌量也會增加，血管會受到刺激又無法適當的放鬆，身體維持在高度緊張和驚覺狀態；長期下來血壓就會上升。因此，在這種狀態的生物學基礎是由於下丘腦 - 垂體 - 腎上腺軸以及交感神經系統的激活，這些激活改變也是患者發展成為高血壓的根本原因。有研究顯示，睡眠被剝奪、短睡眠時數及持續失眠都與血壓上升及高血壓的發生風險有關。然而，在睡眠呼吸中止症候群發生睡眠障礙的患者，一般罹患高血壓的風險也高於正常人，可能是由於睡眠呼吸中止症的患者往往常合併肥胖，而且肥胖和睡眠時的呼吸暫停會相互影響，從而提升了患者發生高血壓的風險。

值得注意的是，另外，有一些人白天血壓值雖屬正常，可能因為生理時鐘紊亂或其他原因，使得就寢時原本應該下降的血壓，因交感神經處於活化的狀態，這時血壓數值與白天相當，這是一種隱藏性的高血壓，比較難以預測，往往比正常高血壓更為危險，更需值得注意。

睡眠障礙與糖尿病

由於，睡眠受飢餓激素 (ghrelin)、瘦素 (leptin)、胰島素與皮質醇 (cortisol) 及交感或副交感神經等的調控，而這些因素的失調則會影響血糖代謝；由於，失眠會使體內瘦體素 (leptin) 濃度降低，飢餓激素 (ghrelin) 濃度增加，讓人食慾增加，導致飲食過量，進而有體重過重或血糖控制不良問題；睡得不好的人傾向吃的比較多、白天容易疲累、懶洋洋的而活動少，造成肥胖與胰島素阻抗，使得發炎激素分泌更多及發炎反應更厲害，惡性循環結果第二型糖尿病發生率增多或出現使糖尿病病患血糖控制不良。

其中，睡眠呼吸中止症候群的發生，在睡眠期間會造成間歇性的血氧濃度下降、發生干擾與片斷化睡眠、交感神經過度激化等問題，會引起身體內的發炎反應、體內細胞氧化壓力上升、腎上腺皮質醇（又稱壓力荷爾蒙）分泌節律的改變，間接的也引起胰島素阻抗性、胰臟β細胞功能異常、胰島素敏感度減損等問題，導致這群患者罹患糖尿病的比例大增，其血糖控制反應也不佳。然而，合併有睡眠呼吸中止與糖尿病兩種病症的人，其罹患心血管疾病的風險更高。

根據統計發現：睡眠時數太短 (<5 小時) 的人，空腹血糖值以及糖化血色素 (HbA1c) 的數值都高於睡眠充足的人；睡眠品質不好的人，HbA1c 也比較高，這都表示睡眠時數與品質都會影響血糖變化。每晚睡眠時間若 < 6.5 小時，比較會發生胰島素阻抗現象；在成年人，夜晚睡眠時間若少於 5 小時，有 2.5 倍容易得糖尿病，相較於每晚睡足 7 至 8 小時的成年人；假若睡眠只有 6 小時，約 1.5 倍得糖尿病的機會；若睡眠超過 9 個小時，也容易高比例導致糖尿病。

值得重視，睡眠障礙會影響激素分泌及新陳代謝的改變與不健康的生活方式一樣，都會增加糖尿病的患病風險，不可忽略它的重要性。

睡眠障礙與高血脂 (肥胖)

肥胖的成因，除了飲食結構的因素外，缺少睡眠也是導致肥胖的一個重要原因。因為缺少睡眠，入睡時間晚，會破壞人體生物鐘節奏，降低身體的新陳代謝，熱量的消耗與攝入不能再維持平衡，多餘熱量就會轉變為脂肪儲存在體內，從而引起肥胖；血脂升高會誘發動脈粥樣硬化，容易導致心臟、腦部缺血，如：腦中風、心肌梗塞等疾病的發生；而這些疾病的發生，反過來也會影響睡眠品質及睡眠障礙的產生。

其實，肥胖的因素可能受以下四種內分泌激素變化的影響：飢餓素 (ghrelin) 上升與瘦體素 (leptin) 下降、皮質素上升、胰島素敏感度下降。研究發現，睡眠不足時，飢餓素 (grhelin) 會上升，負責調控人體食慾、飽足感、身體質量指數與基礎代謝率的瘦體素 (leptin) 則會下降，當瘦體素下降時，食慾會增加、加上代謝率下降，更會促成更多脂肪的合成。同時，皮質醇分泌也會增加，攝食更多的食物以增加身體能量；以致於，葡萄糖耐受不良和胰島素分泌功能也會出現障礙，所以容易導致肥胖。

睡眠障礙與心臟衰竭

睡眠障礙會影響神經的調節及荷爾蒙分泌，進而影響壓力中樞，改變心跳、心血管活性，增加高血壓、糖尿病等發生的風險，也加重心臟負擔，提高了心臟衰竭風險。同時，心臟衰竭容易引起心源性哮喘的病人，往往在熟睡後 1 ～ 2 小時突然憋醒。主因睡眠期間迷走神經相對興奮，冠狀血管收縮，使心肌缺血缺氧，平臥時回心血量明顯增加，反過來，使心臟衰竭加重；不安定的睡眠也會使交感神經突然興奮，心率加快，血壓增高，使已經衰竭的心臟難以承受而出現心源性哮喘。因此，失眠的患者，也會因交感神經過度興奮而加重心臟衰竭。至於，心律不整如何引起睡眠障礙仍不太清楚。但許多研究也指出，睡眠不佳會加重心律不整，引起身體的不適感，而頻繁發作的心律不整，對睡眠有害無益的。總之，睡眠障礙容易加重心臟衰竭及心律不整；相反的，心臟衰竭及心律不整的發生，也容易引起睡眠障礙。

根據台灣睡眠醫學會調查發現，每四個慢性失眠者中，就有一人有三高之一的疾病，因此睡眠障礙和三高、肥胖與心血管疾病的發生是不可分開的，所以睡眠障礙的發生需與其他疾病的發生共同考慮與注意。

（三）睡眠障礙與其他相關疾病

睡眠障礙與代謝不平衡、長痘痘

一般而言，白天內分泌正常，到了夜晚，皮質素分泌量會下降，褪黑激素與生長激素的分泌量增加，若睡不好會影響主導身體代謝平衡的內分泌系統運作，包括：皮質素、生長激素、褪黑激素等的分泌，也間接影響睡眠品質。因此，睡眠不足，體內的皮質素分泌無法下降，血糖代謝也會變差、所以容易肥胖，臉上容易長痘痘、皮膚狀況變差且容易出油、暗沉、眼瞼浮腫、黑眼圈等的發生。

睡眠障礙與疲憊傷肝（爆肝）

一般，人在白天時交感神經較活躍，晚上轉換成副交感神經較為活躍，失眠者會引起自主神經（包括：交感神經與副交感神經）失調；因為，自主神經的失調，加上睡眠不好，很多人會在白天工作時，容易出現疲憊、精神不濟，且容易情緒不穩定，發脾氣；到晚上時，交感神經仍持續的活躍，此時，無法將人體過多的葡萄糖轉回肝臟以肝醣型式儲存，同時無法獲得較好的休息機會，長期下來，也會影響肝臟功能，因此許多熬夜工作的人常會擔心自己有「爆肝」的現象發生。

睡眠障礙與憂鬱、焦慮

人類的腦部額葉參與人的個性表達，杏仁核則與情緒有關，當足夠的睡眠時，額葉能有效的控制杏仁核的神經活動，也有助於情緒的控制，反之，睡的不好，情緒管控會變得較差，如：出現焦慮、憂鬱等情緒；而憂鬱及焦慮也會影響睡眠，出現入睡困難的失眠情形，所以兩者之間的關係是會互為影響。

大部分焦慮、抑鬱的患者，在症狀上，患者常自覺胸悶、心慌或有心臟疼痛感或瀕死感，到處求醫。統計上，失眠患者出現抑鬱、焦慮發生的機率高達 20% 至 30%，表現為總睡眠時間的縮短、睡眠中清醒次數的增多和早醒；睡眠障礙一般不會單獨發生憂鬱；它和憂鬱症的發生可以同時發生；憂鬱也可能在睡眠障礙之前已經存在；然而，長時間的憂鬱、焦慮，容易造成睡眠障礙或加重症狀的產生。

而 60-80% 憂鬱的病人，也常合併有睡眠太少或睡眠太多的現象；75% 憂鬱的人有睡眠障礙的症狀，其中 40% 年輕憂鬱的成年人，或 10% 的老人常常有睡眠過多的現象；根據統計得知，一般發生睡眠障礙者，其發生憂鬱的現象比正常人多 10 倍。所以睡眠障礙的出現可以說是抑鬱、焦慮發生的一種指標。

睡眠障礙與頻尿、膀胱無力

若發生睡眠障礙，晚上交感神經會持續比較活躍，膀胱就會一直無法放鬆，頻頻想上廁所，很多晚睡的人會感覺特別頻尿，或是一個晚上跑 3、4 次廁所，長期下來，也會出現有膀胱無力的感覺，惡性循環，反過來，也會影響睡眠及生活品質。

睡眠障礙與性生活

如果睡不好，人體的副交感神經在夜晚無法運作，交感神經一直保持旺盛，如此會造成皮質素無法下降，長期下來會影響性功能問題，因此，睡眠的充足與否是和性功能的良好有密切的關係。

睡眠障礙與癌症

正常上，我們可以透過身體內部的生物時鐘，通過細胞的正常生物週期來維持細胞生長的穩定，抑制細胞增生、促進細胞凋亡，從而抑制癌症產生。然而，長期慢性睡眠障礙的患者會損害正常的神經細胞功能，生理、代謝功能，導致器官提前衰老，組織修復能力下降，免疫力下調，使體內對抗癌症能力也下降，轉為促進細小血管增生，誘發癌症細胞的擴散。

目前，無法真正證實睡眠障礙與癌症的發生有必然的直接關係，可是，癌症病人卻常有睡眠障礙的問題－或因疾病本身造成的，或因病人服藥造成的；50-70% 的癌症病人常有睡眠障礙；有時候，癌症病人治療後也會發生睡眠障礙；此外，科學研究另外證實了睡眠障礙會增加患癌的風險，如：前列腺癌、大腸直腸癌、乳癌的發生，然而，

※ 2019 年 3 位諾貝爾生理學或醫學獎得獎學者的貢獻在於主要就是建立不同比例氧氣對細胞新陳代謝的影響和生理運作的基本認識，他們也探討了氧氣與腫瘤的關係，腫瘤生長時細胞分裂很快、需要氧氣，且低氧狀態下人體的免疫細胞反應會關閉，助長腫瘤的生長。所以，這也間接的證明，睡眠障礙長期下來造成氧氣的不足時，也容易連帶提高了癌症罹患率的風險。所以，維持正常的睡眠是重要的。

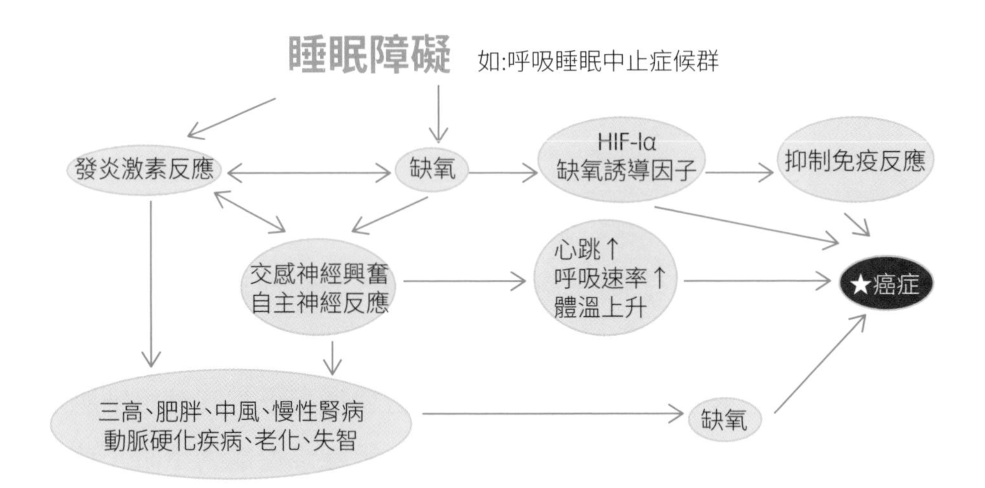

圖 . 睡眠障礙與癌症的相關性

(四)睡眠障礙對老化失智的影響

一般，上了年紀的人，各個生理系統跟著老化，神經系統當然也不例外，正因如此，睡眠功能起了顯著的變化。整個睡眠覺醒週期往前提前，吃完晚餐後常常覺得想睡覺，約在清晨三、四點左右再也睡不著，而且入眠期增長，淺睡眠增加，深睡眠減少，也就是 NREM 第一期延長，第三、四期縮短或消失，而總睡眠時間可能減少或沒有改變，甚至可能延長，至於，快速動眼期微減少或變化不大，其比率的改變多少尚無定論。由於老年人睡眠中斷次數增加，並且在睡眠過程中常常覺醒，真正睡著的時間比在床上的時間之比值是減少的，造成整個睡眠效率及品質降低。所以，很多人以為老人需要的睡眠比較少，這是錯誤的觀念，應該說他們的睡眠「能力」往往隨著年齡的增長而退化。超過 65 歲的老年人越容易有睡眠障礙，約有超過 50% 有發生睡眠障礙的機會，或是年紀的老化，其荷爾蒙及身體上的改變，容易影響睡眠，如：更年期的變化。

其實，影響老年人睡眠的因素很多，大致可分類如下

1. 隨年齡的增加而入睡困難，睡眠時間縮短，睡眠淺，中途覺醒增多。
2. 因退行性病變及疾病的影響，如老年性慢性支氣管炎患者，因夜間咳嗽不止而引起入睡困難。
3. 因疾病治療的需要服藥而產生的不良反應，如降壓藥可能引起多夢而影響睡眠質量。
4. 心理的緊張、不安或興奮，如老年人親臨家人、朋友死亡後心理的震盪，對自己體力的衰退、疾病、死亡的擔憂。
5. 環境、生活習慣改變：老年人因入院、進養老院等，睡眠環境發生

了較大改變，如燈光、溫度、溼度等，睡眠的習慣也隨之發生了改變，如入睡困難、覺醒的時間早等等。

然而，因老年人的睡眠質量也變差－指睡眠過多或是過少，或睡眠不規則，他們的記憶力也因此變差，同時伴隨著罹患阿茲海默症的風險也提高，目前已知大腦類澱粉斑的大量沉積是阿茲海默症患者大腦的主要病變，而且在出現失智症狀的前 20 年左右就開始慢慢堆積，直到堆積量大到讓大腦無法負荷才發病。然而，睡眠似乎具有可以把類澱粉蛋白由腦部移除的功能。若睡眠障礙發生時，會加速老化或失智的發生 (因類澱粉蛋白會因睡眠障礙而沉澱增加)；在動物研究上也發現，睡眠有助於基因轉殖老鼠腦內類澱粉斑的清除；反之，被剝奪睡眠的老鼠，其腦內的類澱粉斑則明顯增加；同時，日本研究報告也觀察到，每天若有規律的午睡習慣約半小時，罹患失智症的機率比一般人約降低 5 倍。英國諾丁漢大學研究也發現：一整天沒有睡覺的人與睡了 8 小時的人相比，學習能力要低出 40%。因為充足睡眠更能夠激活大腦中負責記憶的海馬迴，就像是打開了大腦的「資訊收件箱」。而睡眠不足的人的海馬迴則幾乎功能完全降低－如同阿茲海默失智症發生時，海馬迴出現記憶功能喪失和萎縮。這些現象更讓學者推測，良好及充足的睡眠，可以降低或延緩失智的發生率，也是預防阿茲海默症的新招，**所以，臨床上若觀察到睡眠障礙 (失眠) 型態的異常發生，可能是老化失智的警訊。**

現今台灣老年人口或許已超過 13%（約 304 萬人），根據衛生福利部調查，台灣目前失智症人口約 26 萬人，推估到民國 150 年將逾 100 萬人；因失智症患者從罹病到死亡平均長達約 5 到 9 年的時間，需要長期的照護，龐大的照護費用支出，往往也成為家庭的一大負擔。因此，睡眠障礙合併老化失智問題值得重視。

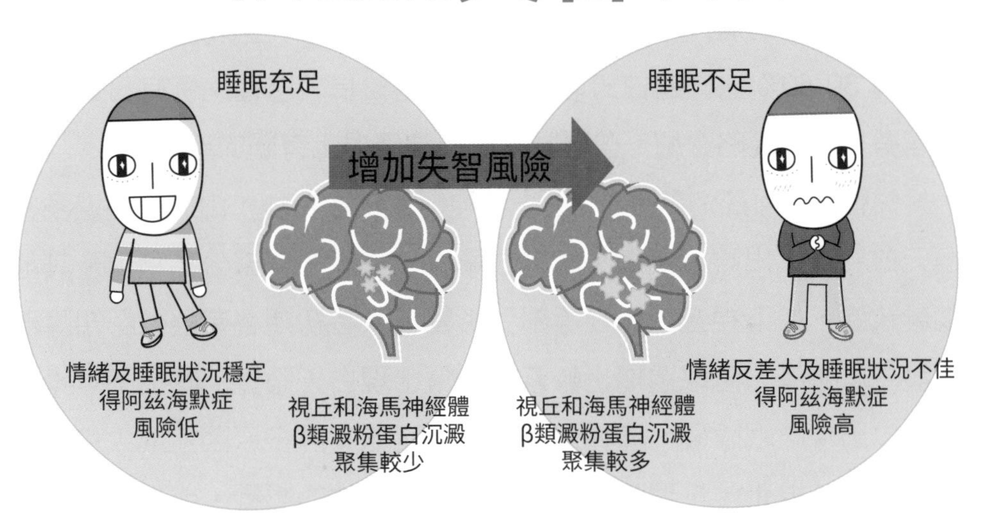

睡眠障礙與老化失智有關的退化性神經疾病

臨床上發現，在神經退化性疾病和合併有失智症的患者身上，其睡眠型態在早期常出現變化，如：白天小睡 20 分鐘，現在可能會延長到幾個小時或整天。研究報告指出健康的老人較少發生睡眠問題，統計上約一半的老年人會有睡眠的相關問題，假設合併其他疾病的老人也較會有失眠問題。阿茲海默症合併有睡眠障礙的比例約 14-44%，睡眠呼吸中止症的病人，其睡眠障礙約有 2-4%，若有巴金森氏症的病患，估計有 30-50% 他們的白天睡眠時間都比較長，這種比例有日漸增加的趨勢。以下簡略介紹一些睡眠障礙與神經退化有關的疾病：

一、失智症(阿茲海默症)：是一種神經退化性疾病，由於腦部過多神精元的喪失，出現腦萎縮，尤其在顳葉、頂葉，或部分額葉，及其他腦幹核區，如下視丘、視丘等部受影響，患者初期會有輕微認知障礙的發生，患者的睡眠週期也較紊亂，常出現白天睡覺，晚上不睡覺的情形，出現睡眠障礙，這種混亂的情形可能有許多原因造成，包括：中樞神經的退化，生理時鐘的混亂，服用藥物的影響，或合併存在的心理疾病（如憂鬱症）。隨著病情的惡化，腦部神經退化更明顯，睡眠的障礙變的更嚴重，睡眠記錄顯示失智症患者，睡覺容易醒來，睡眠效率下降，腦波呈現深睡期縮短，第一期的睡眠週期時間會變長。正常下，當年紀較大時，一般人會睡的更早且睡醒起床的更早，失智症(阿茲海默症)患者的睡眠晝夜節律變化會比正常老化出現更不規律且更誇張的變化；在阿茲海默症的患者呈現晝夜節律更混亂，約有三分之一的患者，會有失眠的表現，當阿茲海默症後期，患者白天呈現嗜睡現象。美國（NIAAA）研究發現，睡眠期間可以把腦中容易造成阿茲海默症的 β 類澱粉蛋白消除，由於腦中升高的 β 類澱粉蛋白，也可能導致睡眠障礙，因此許多專家認為，睡眠障礙與罹患阿茲海默症之間的關聯性是雙向的。也有研究發現被診斷為阿茲海默症的患者，在平均追蹤 3.5 年後，睡眠品質較佳者，不僅將來罹患阿茲海默症的機率較低，若具 ApoE 第四型 E 基因者，若再加上睡眠品質不好，其罹患阿茲海默症的危險率是未帶有此基因的 4.1 倍，在睡眠品質最好的一組，可將此基因的危險率降至 1.8 倍，表示良好的睡眠可以部分抵消基因所帶來的罹病機率，因此，良好的睡眠是可以預防老化失智的發生。

二、巴金森氏症：巴金森氏症患者也是一種退化性的神經疾病，臨床的表現包括動作緩慢、肢體僵硬、顫抖及姿勢反射遲鈍等症狀。在睡眠方面出現的問題主要是患者常常出現嗜睡，發現巴金森患者約有 30% 至 40% 有白天嗜睡的問題；一般而言，發現 20-30% 得巴金森氏症的患者其進入晚上睡眠的時間往往小於 5 分鐘，但不論服藥與否，都會出現一下子就睡著的情形，其中服用多巴胺促動劑更容易加重此狀況的發生。但因在睡眠中途很常醒來，中斷睡眠，且不容易再入睡，導致睡眠障礙。至於造成這種睡眠障礙的成因，又如何呢？它是多樣性的，包括：在動作方面的障礙，如：關節運動疼痛、抽筋及顫抖都可能影響睡眠，另外，服用多巴胺製劑後雖可改善症狀，但這類藥物本身也可能造成失眠，其中 Selegiline 則特別容易引起失眠，須注意，因為它會增加一些類安非他命的代謝產物所致。由於，在巴金森氏症患者中發現，不寧腿症候群出現比例也較高，也是導致睡眠障礙的原因之一。若合併有精神症狀，如：焦慮及憂鬱的發生也可能影響睡眠，所以巴金森氏症患者引起的睡眠障礙問題要多重考慮。另外也有一些患者在睡眠的快速動眼期出現大叫、亂踢或揮打的情況，一般稱為快速動眼異常行為，估計有 1/3 的巴金森氏症患者會合併有此症狀。

三、不寧腿症候群 (restless leg syndrome)，是一種中樞神經障礙疾病，隨著年紀增加，發病比例也提高，是一種腦子想睡，而腿不想睡的疾病。因為神經性系統問題，引起腿部不自主的運動，影響部位以下肢為主，大多在白天時無任何症狀，特別是在晚上發作，到了晚上想睡覺時，靜靜躺在床上就覺得小腿有東西爬來爬去的感覺，有些人癢，有些人則是有刺刺的感覺，有如蟲爬或深部酸痛或燒灼刺痛等異常的感覺，非得要起床走動走動，才會覺得舒服，如此整晚反反覆覆的發生。若病情嚴重的話，有些人連手臂都會有這些感覺，但臨床上所見到的病例中，還是以兩側小腿為最常侵犯的部位，再來是足部、大腿及臀部，侵犯到下背部實屬少見；由於容易中斷睡眠，所以容易導致睡眠障礙。

其四個主要的診斷準則，包含：

（1）肢體感覺異常，如：感覺有爬行感、疼痛感，強烈的想要移動肢體的衝動。

（2）在休息或靜止狀態時，感覺異常症狀和想要移動肢體的衝動加劇。

（3）活動後可以減緩不適症狀。

（4）感覺異常的症狀，在傍晚或夜晚時會加劇，白天時較少受到困擾。

一般症狀的強度與頻度隨著年齡增長而增加，其中男性比女性多兩倍。大約 80%的不寧腿症的患者同時患有睡眠週期性肢體運動症，不寧腿症及睡眠週期性肢體運動症患者的淺睡會增加，深睡及慢波期睡眠會減少，覺醒較為頻繁，所以容易造成白天嗜睡。

四、快速動眼睡眠行為障礙（rapid eye movement (REM) sleep behavior disorder , RBD），醫學上其病因不明，RBD 多見於 50 歲以上的男性，有些人的病因與巴金森氏症或其他神經系統疾病有關；是一種會在睡眠時不自覺地隨著夢境而動作（像是說夢話、忽然有劇烈的手腳動作等）的睡眠疾病，是人在睡眠時，跟隨某些生動或暴力的夢而產生身體活動。患者會在睡夢中大叫、咒罵、踢打、彈動或跳躍。這種行為常常導致患者自己受傷，或睡在旁邊的伴侶受傷。使用酒精或其他藥物有時也會導致這種症狀。至於，在多重系統退化症 (multiple system atrophy) 的患者，RBD 出現的機率會更高。

五、睡眠中止呼吸障礙 (sleep- disordered breathing, SDB)

有此症候群的老人常會有打鼾現象，睡眠時出現短暫呼吸中止，因而出現睡眠障礙，白天會容易感到疲勞、嗜睡、打哈欠等精神不濟的情形。這可能由於上呼吸道某部分較狹窄，或因為腦部的睡眠中樞退化而造成的。老年人的病發率約有 10% 左右，可能會合併其他疾病，如：糖尿病、腦中風或心血管疾病而引起，詳細請參閱第二章睡眠障礙常見問題。

睡眠週期性肢體抽動 (Periodic limb movement disorder，簡稱 PLMD)

此病盛行率會隨著年齡增加而上升，年齡大於 60 歲會有此困擾的人多達 34%。通常發生於入睡後，睡眠分期的第一、二期 (淺睡期) 較為明顯，尤其是上半夜，在快速動眼期 (作夢期) 通常不會出現。大多數患者並不知道自己有此症狀，經常由枕邊人反應而得知，患者常因腿動而輕微甦醒卻不自知，由於不自主的肢體抽動，如：大拇指及腳背向上彎曲，隨著膝及髖關節彎曲的連續性動作，有時週期性的抽動出現在患者的手臂上，以至於引發睡眠反覆中斷，除非動作太大才會導致清醒，其動作表現以週期性、斷斷續續的方式呈現，並非連續性一直抽動，每次動作持續約 0.5 到 5 秒，可能間隔 20 至 30 秒會再發作一次，每小時數十次或百次以上的週期性肢體抽痛，其嚴重程度可由發作次數來決定，如圖示，患者因為較困難進入深睡期，加上睡眠斷斷續續發生，造成睡眠障礙，所以睡眠品質低落，容易出現白天嗜睡的情況。

至於它的發生原因：排除年齡、缺鐵性貧血、糖尿病、腎臟病、甲狀腺功能低下、懷孕等因素則屬於原發性的病徵，但也可能與多巴胺系統的異常 (巴金森氏症) 有關。

睡眠週期性肢體抽動 (PLMS) 和臨床上更常見的不寧腿 (RLS) 這兩個疾病在臨床表現類似，但內含差異甚大：前者的特色是夜間睡著時四肢會不自覺地反覆動作，尤其是下肢，甚至還會導致患者夜間醒來；相對地，後者則是患者在清醒時，身體內有股衝動需要隨時活動四肢，尤其是下肢，這股衝動當四肢活動後會隨之改善。臨床上雖然不寧腿患者有 80% 機率會共病睡眠週期性肢體抽動，但睡眠週期性肢體抽動患者共病不寧腿症的機率卻明顯低許多。

臨床上「週期性肢體抽動次數比例的嚴重度評量」

嚴重度	頻率 / 小時
輕度	5-25 次 / 小時
中度	25-50 次 / 小時
重度	50 次以上 / 小時

※ 成人異常抽動指數＞ 15 次 / 小時，兒童＞ 5 次 / 小時，就代表有週期性肢體抽動的警訊。

第6章

睡眠障礙的預防保健

古人常說：「日出而作，日落而息」，指人除了工作外，一天的其他時間就是休息，包括：睡眠，不僅要充足且要配合大地的運行，然而，現今社會各種壓力比較大，工作時間不定，因而休息時間不完整，睡眠障礙人口也隨之遽增，所以維持健康的睡眠休息及良好的生活習慣，變成為一重要課題。

人在清醒時，不斷的處理身體內部和外界的訊息，同時會消耗許多能量，若有任何疲憊或受損，便可能對個體不利。在夜晚，大腦則控制了我們的睡眠一排毒，休息及自我更新身體功能，而睡眠在此時，就扮演一個很重要的角色。

因此，不良的睡眠品質或睡眠障礙，則會影響身體臟腑的健康，所以，必須注重根本調和身體氣血陰陽，才能讓失序的身體回到健康的平衡狀態。

(一)睡眠品質三要素：

影響睡眠的因素很多，不論哪個年齡族群，日常生活要懂得培養良好的睡眠品質，才能營造健康的身心，以下提供好的睡眠品質所要具備的三要素：

(1). **睡眠深度需足夠：**期望達到足夠的深層睡眠的時間，可透過有氧運動或規律性的運動。

(2). **睡眠時間需充足：**一般而言，不同年齡層有其不同的睡眠時間長度，一般成年人平均需 7-8 小時，若睡眠時間不足，均會影響腦部神經的修復及健康。

(3). 連續性的睡眠時間需足夠：睡眠週期是由四到五個周期組合而成，自淺睡期依序進入深睡期及快速動眼期，一個周期長度約 90 到 120 分鐘左右。而連續性是指周期與周期之間的銜接順暢無礙，因某些因素，例如：環境、失眠、睡眠呼吸中止、其他睡眠疾病等，會破壞睡眠的連續性，造成睡眠片段化或破碎，呈現睡睡醒醒、淺睡型的睡眠，讓身體很難達到足夠的休息，所以足夠的連續性睡眠是相當重要的。

如何做到以上的三部曲呢？由於，平時的生活習慣及作息型態會影響睡眠，最好的方式就是養成定時就寢與起床的習慣，建立自己的生理時鐘，按時上床入睡及起床，午睡時間不宜過長；睡前避免大量進食，以免影響入睡後的腸胃系統調解；若有睡眠困擾者則避免茶類及咖啡等刺激性飲品；酒精飲品雖可能確實助於入睡，但也容易在半夜醒來影響睡眠持續性，所以睡前還是盡量避免；香菸當中含有尼古丁成分，睡前若抽菸對大腦有刺激作用，會造成不易入睡；日間可以養成適當的運動，夜晚有助於睡眠，但就寢前 3 至 4 小時最好避免運動；環境也會影響睡眠品質，如：亮度、濕度、臥室、床枕、室外環境等，或是某些身心狀況特別敏感的人，對過度安靜的環境，反而會增加他們對環境的敏銳度，影響睡眠。

睡眠前禁忌

睡前一些錯誤的習慣，容易讓你睡不好，以下提出幾個睡前該注意的事項及禁忌，以免影響你的睡眠品質。

(1). 注意咖啡因和酒精攝取：因咖啡因及酒類都會使得我們的睡

眠停留在淺眠，容易引起睡眠障礙，所以先從禁睡前酒精，還有中午後盡量少喝咖啡跟茶；但有人認為喝少量紅酒，有助於睡眠，其實紅酒也有不同的品種，如卡本內蘇維噥 (cabemet)、比內比奧羅 (nebbiolo)、科羅蒂納 (croatina) 有較多的褪黑激素含量，所以有助於睡眠。

(2). **睡前吃宵夜：**睡前的四個小時之內吃大量的夜宵食物，包括睡前飲酒，容易造成腸胃負擔、胃酸分泌增加，導致胃食道逆流，且睡眠容易停留在淺眠期，容易造成睡眠障礙。

(3). **夜晚避免過度運動：**雖然有氧運動能夠幫助促進白天的循環跟新陳代謝，但運動會增加腦內啡，身體會變得比較亢奮，有時會令你更難入睡。建議每天規律的有氧運動，建議儘量在晚上六點以前運動，避免在睡前四個小時做過分激烈運動。

(4). **睡前玩電腦、手機或平板：**避免在睡前的一個小時之內操作電腦用品，因為手機、平板或是電腦所釋放出來的藍光頻率，會經由我們的眼睛刺激大腦神經系統，讓人很難進入深眠－由於短波藍光會刺激大腦中的松果體，干擾褪黑激素分泌，導致人體交感神經過度興奮，進而造成失眠、也會增加頻尿的現象。因此若整天使用手機的時間延長，每增加 1 小時使用手機的時間，就會延後 4.9 分鐘的入睡時間，並減少 5.5 分鐘的睡眠時間，所以睡前應盡量避免使用 3C 電腦用品。

(5). **睡前過度使用大腦：**夜間若有作息思考的習慣，要把易傷腦筋的事情先完成，盡量在睡前操作簡易輕鬆的事，使腦筋放鬆。否則，大腦處於興奮狀態，即使躺在床上也難以入睡，長時間的話，就容易造成失眠。

(6). **房內氣溫不對：**過去實驗證明，讓人睡著最適當的氣度是攝氏 20 度左右，太熱或太冷都會妨礙睡眠。

(7). **失眠發生時，避免待在床上：**有些人失眠時會選擇待在床上，並強迫自己入睡，因心理壓力過大，反而容易造成更大的失眠；所以建議睡不著時，盡量不要待在床上，應該起身做一些短暫放鬆的運動，這樣或許可以幫你入睡。

(二)運動保健

眾所皆知，不良的生活習慣，容易造成睡眠障礙，相對的體內自由基產量也因此會上升，而破壞身體內的組織細胞，引起一些疾病；由於，運動能增加體內的抗氧化酶，能對抗這種氧化壓力自由基的產生，減緩疾病的進行及延緩細胞的老化(避免端粒的縮短)—其主要關鍵在於運動會改善「端粒酶（人體內能夠修復端粒的酵素）」的活性、增加「新類似瘦素物質（另一種或許也能讓端粒延長的體內物質）」延長端粒、改變細胞生理週期，所以運動是可以改善人的生理機能、睡眠及延長壽命。

美國史丹佛大學醫學院針對一群缺乏運動且有睡眠障礙的中、老年人進行研究，在 4 個月後，發現他們平均睡眠時間增加將近一小時，入眠所需要的時間也減少了一半。至於，為什麼規律運動能改善睡眠？目前並無定論，只知道運動可以幫助人們進入夢鄉；運動還能減輕壓力，幫助身體與心理的放鬆，更容易進入更深層的睡眠—由於從事有氧運動，身體吸收氧氣的效率會提高，壓力也會遞減，況且適度(中、

低運動強度) 的運動，腦內會製造一種腦內啡 (endorphins) 物質，它會帶給身體一種自然的暢快和愉悅感，能幫助肌肉放鬆，中心體溫遽降，隨即入睡，熟睡期與深睡期會加深加長，較少睡眠干擾而能達到充分休息的效果。就如洗三溫暖一樣，讓人放鬆，容易進入睡眠。所以研究發現，常運動的人較快入睡，睡得較好，白天較不感覺疲勞；另有也證明規律運動的人比不運動者有較長的熟睡期 (因腦波呈現頻率最緩且振幅最大的特性，故稱為「慢波睡眠」，slow wave sleep 簡稱 SWS)。

至於，選擇什麼樣的運動方式對睡眠最有幫助呢？對於已經有規律運動習慣的人，除非有嚴重的睡眠障礙，否則維持原來自己所喜愛的運動就已足夠。至於平常缺乏運動的人，則可以從簡單的有氧運動開始，如步行、慢跑、騎腳踏車等。一般建議是每週 3 至 5 次，每次 30 至 50 分鐘，而且運動時的心跳必須要大於 130 下以上。請詳細參閱一脂肪肝會失智嗎？一書。

根據美國運動醫學會的建議，走路，加上快速走路或慢跑，是一項促進身體健康的好運動，不論在甚麼時間情況下都可進行。要特別注意的是，並不是愈激烈的運動就愈好。其實運動所持續的時間比運動的強度來得重要。太過激烈的運動，會促進腎上腺激素的分泌而導致心跳加快、血壓上升，使身體處於亢奮的狀態，反而不利於睡眠。
至於，何時運動較合適？有些學者認為睡覺前並不適合運動，但這項說法目前已受到很大的質疑。如前述，選擇中度激烈的運動並不會影響睡眠。另外，睡眠不好的人，可在睡前 2~3 個小時內，進行 20 分鐘左右的低強度鍛鍊；建議民眾不妨試著讓自己在不同的時間（早晨、下午、夜間）從事運動，然後再找出最方便的時間，將運動變成一個規律的習慣。

（三）飲食及保健食品

一、富含色胺酸的食物：色胺酸（tryptophan），又名 5-HT，是人體必需胺基酸的一種，不能由人，生物體合成，是人體菸鹼酸、血清素的前驅物質，當進入大腦後會轉化成血清素，是一種調解睡眠有關的神經傳導物質，可減緩神經活動、讓人感到放鬆，幫助控制睡眠與清醒週期。當眼睛感受到周圍環境昏暗時，其中，血清素還能進一步在松果體內代謝成神經賀爾蒙「褪黑激素」幫助睡眠；一旦體內色胺酸不足，可能導致多夢無法入睡。富含色胺酸的食物，如：乳製品、堅果、胡桃、火雞、香蕉、蜂蜜、牛奶、雞、起司、豆魚蛋肉等，香蕉含有維生素 B6(合成血清素所必須的)，可以提高血清素濃度。

二、富含碳水化合物的食物：補充適當的碳水化合物食物，會增加胰島素分泌，而胰島素會增加支鏈胺基酸的攝取，其中色胺酸攝取的比例也因而增加，所以體內血清素也變多了，因而褪黑激素也會變多，所以能幫助睡眠。

三、富含褪黑激素(松果體素)的食品：補充松果體素的食物可改善睡眠，黑暗會刺激人體合成和分泌褪黑激素(松果體素)，使人體產生睡意；天亮時，松果體受光線刺激就會減少，使人從睡眠狀態中醒來，可由食物，如：燕麥、番茄、香蕉等攝取。

四、富含 Omega-3 的食品：屬於多元不飽和脂肪酸，最常見的來源就是深海魚類魚油中的 DHA，根據牛津大學研究顯示，血中這些脂肪酸的濃度會和好的睡眠品質有正向的關係，換言之，缺乏 Omega-3 脂肪酸的人，會降低褪黑激素的生成，影響睡眠。因此，適時補充鮭魚、堅果、酪梨、黃豆 (內富含 Omega-3)，有助於釋放褪黑激素，減低焦慮症狀，並改善睡眠品質。

五、高纖低糖的水果：睡前過度飢餓不僅會干擾睡眠，部份研究甚至認為，試圖減肥的人，反而可能更容易引起睡眠障礙。建議可食用約一個拳頭份量左右的水果，選擇以高纖低糖為宜，例如：芭樂、蘋果、百香果 (西番蓮) 等都是不錯的選擇。其中，百香果富含人體必需胺基酸和多種維生素及微量元素等，及內含天然活性的黃酮類也可幫助減輕焦慮和壓力，且具有鎮靜的效果，並能提升睡眠品質。

六、調節神經的食品：例如，藍莓、菠菜、胡蘿蔔、昆布等含豐富礦物質、多種維生素，具有消除疲勞、高抗氧化力的功效，其中，因富含的礦物質也可緩和壓力及安定神經等特質。

七、鈣質：一般鈣質，可使肌肉放鬆，抑制交感神經興奮及減少焦慮，穩定情緒；若長期缺乏鈣，會影響到神經傳導，使情緒無法放鬆，容易使人感到焦躁、易怒。

八、鎂：具有肌肉放鬆，幫助睡眠，與穩定身體的神經傳導特性；當體內的鎂不足時，情緒比較容易興奮、躁動；而且身體缺鎂時，腦細胞也容易受經視覺神經接收到的訊息過度刺激，導致晚上不易入睡或是睡不安穩，建議補充食物。如：五穀根莖類 (玉米、薏仁、蕎麥、糙米、胚芽)，豆類 (紅豆、黑豆、碗豆)、蔬菜類 (小白菜、空心菜、芥藍菜)、堅果類 (芝麻、花生、腰果、核桃)、水果類 (香蕉、桂圓) 等。

九、維生素 D3：有助維持血中的鈣濃度，同時幫助鈣、磷的吸收，調節細胞的增殖，以達到放鬆身體的效果。此外，目前研究也指出，缺乏日曬、維生素 D3 攝取不足者，會影響睡眠品質。

十、維生素 B 群：維生素 B 群 (B6、B12、菸鹼酸)，可以幫助血清素合成，有穩定神經、消除焦慮、鎮靜情緒、減少夜間醒來次數，適量補充 B 群除有助提振日間精神外，晚上有助更好入睡，維生素 B6 可增加褪黑激素的形成；維生素 B3 可放鬆神經，降低血壓和促進循環及增進腦的功能，一旦缺乏，B3 就會出現焦慮、睡不好的情況，建議可適量補充維生素 B3，以延長睡眠的時間。富含維生素 B 群的食物，如：全穀雜糧類、蛋、綠葉蔬菜等。

十一、纈草 Valerian(Valeriana officinalis)：也叫做七里香、馬蹄香，是一種具鎮靜、安神、殺菌、止痛、止偏頭痛效果的草本植物，其主要作用，可加強大腦皮質的抑制作用，在於服用後能增加大腦中 GABA 的分泌，GABA 是腦部中的一種抑制型神經傳導物質，能產生鎮靜、改善睡眠、抗憂鬱等作用，故又稱為一種天然的精神安定劑；與一般常見的鎮靜安眠藥物如 alprazolam (Xanax) 及 diazepam (Valium) 也有相類似的作用機制。

十二、5- 羥色氨酸（5-HTP）：又稱 oxitriptan，是色胺酸的代謝產物，是一種胺基酸，常被做成保健食品使用，具有容易進入血腦屏障的特性，可以在腦中順利轉換為血清素，是血清素的前驅物質，具有安定情緒，是導入睡眠狀態時不可或缺的神經傳導物質，可以增強免疫系統；若不足，會引發憂鬱，睡眠障礙、體重增加。一般來說 5-HTP 較適合因憂鬱或情緒低落引發的失眠（此時大腦內血清素濃度會較低），

服用 5-HTP 能提升血清素濃度，很容易看到效果

十三、氫分子：可以製成氣體、供人吸入使用，或轉成氫水，供人食用，具有抗氧化性，可以預防睡眠障礙，且具有防止神經退化性疾病及阿茲海默症發生的潛力。

另外，提出為了預防睡眠障礙，也有助減肥的瘦素飲食五原則：

1. 晚餐後不要在進食：晚餐至少要在睡前的三小時內食用完畢。
2. 每天吃三餐：兩餐之間不吃零食，且隔 5-6 小時。
3. 不要吃太飽：吃飯到八分飽。
4. 早餐吃含有蛋白質的食物：早餐至少攝取 20-30 克的蛋白質。
5. 減少碳水化合物的攝取：減少攝取。

飲食禁忌

(1). **避免高脂油炸食品：**睡前若食用炸類或油脂高等食品，因高脂和油炸食物需要較長時間才能消化，會延長消化時間及睡眠時間，容易讓腹部不適，影響睡眠，甚至晚上頻跑廁所，導致夜裡無法好好睡一覺。

(2). **避免含咖啡因食品：**濃茶和咖啡當中的咖啡因會刺激神經系統，使人體的呼吸及心跳加快、血壓上升、精力充沛；也會減少褪黑激素的分泌，國外研究發現，咖啡因也會抑制一種令人想睡的化學物質－腺苷（adenosine）分泌，會影響深睡期的睡眠休息。

(3). **避免過食腹脹氣的食品：**食用後，容易引起脹氣的食物，如：白蘿蔔、豆類、洋蔥、大蒜、麵包及甜點等；比如：豆類食物也會讓消化遲緩和腹脹氣，降低睡眠品質，影響睡眠。

(4). **避免攝食過多含糖食品**：吃太多糖會讓血糖快速上升，使體內分泌胰島素予以控制，讓血糖下降，若血糖波動過大會讓入睡困難。建議睡前 2 ～ 3 小時別吃。

(5). **避免刺激、辛辣性食品**：晚餐或睡前服用太過辛辣食品，躺下睡覺時候，比較容易引起胃灼熱，影響睡眠氛圍，辛辣的食物或刺激性調味，包括：辣椒類、大蒜、芥末、生薑、味精等。所以，建議在白天吃較合適。

(6). **避免酒類或抽菸**：其實酒精下肚後，肝臟仍要運作才能將酒精代謝，睡前的 4 ～ 6 小時最好避免飲酒，雖然是睡著的狀態下，但酒精會抑制快速動眼期的時間，破壞睡眠品質。許多人以為失眠喝酒可幫助入睡，但不知道酒的依賴成癮性，會比藥物更高，會愈喝愈多，反而還會產生頭痛、盜汗、睡不好；另外，抽菸吸入的尼古丁是一種興奮劑，反而會害你更難入睡。並且，吸菸患者引起失智症的比率比正常人高出 50%，須小心。

第7章

睡眠障礙與中西結合療法

人到了老年期，身體各生理組織系統及神經系統跟著老化，因此，睡眠型態也跟著改變，整個睡眠覺醒週期往前提前，吃完晚餐後約七、八點就想睡覺，凌晨三、四點就起床再也睡不著，而且入眠期增長，淺度睡眠期增加，深度睡眠期減少，而快速動眼期亦稍微減少但幅度不大，並且在睡眠過程中常常清醒，造成整個睡眠效率降低，轉而造成睡眠障礙。

根據美國的統計資料顯示，65 歲以上的老人，只有 12%沒有睡眠的困擾，19%抱怨入睡困難，29%抱怨睡眠不能持續，常中途醒來，18%則抱怨天未亮就醒過來，而其中有 28%的老人抱怨失眠。
因此，老年人睡眠問題的發生是一個很重要的課題，老人睡眠障礙問題的發生大致可歸納為三部分：第一、慢性病因素，因老年人身體各系統功能的衰退，產生了一些慢性疾病(如：高血壓、糖尿病、心臟病、神經退化性疾病等)；第二、藥物因素，因慢性疾病的發生需要很多長期藥物的控制及使用，因此干擾了睡眠；第三、精神因素，由於老人退休、或喪偶、獨居、經濟壓力、情緒憂鬱、焦慮，及一些精神疾病，都容易造成睡眠障礙。

至於，什麼是合適的睡眠障礙治療方式

原則上，需依據疾病本身，注意藥物的使用及調控老人精神及情緒問題等，加以調整。

以下簡單分別以西醫、中醫觀點及其他治療三種方式，加以討論。

(一)西醫疾病及藥物的治療選擇

針對病情的潛在需要，事前先予以調整，如糖尿病引起睡眠障礙，就針對糖尿病予以治療，如高血壓引起睡眠障礙，就針對高血壓予以治療等(請參閱筆者論述—脂肪肝會引起失智一書)；在此特別論述睡眠呼吸中止症候群引起睡眠障礙的治療方式：

a、呼吸中止症候群治療方法

1. 保守療法：目前為止沒有一個很好的治療藥物，一般上我們治療方式是根據病情的因素不同而有所選擇，如：三高(高血壓、高血脂、糖尿病)，肥胖等，導致睡眠呼吸中止症候群，可以針對他的病因加以治療，並且調整體重；其他治療策略包括：側姿睡眠，避免仰睡，以減少軟組織往後塌陷，輕度患者或許可改善。

2. 連續氣道正壓呼吸器(CPAP)：治療適合於中度到重度的睡眠呼吸中止症患者，正壓呼吸器會產生一個持續的氣流，如同形成一個物理性支架氣流，維持住呼吸道通暢，使氣道不至於塌陷。常須使用於睡眠檢查中心於接受睡眠多項生理檢查時，同時調整正壓呼吸器壓力的大小流量，但臨床上最大的問題，是病患常常無法適應機器，以致於無法達到治療效果，至於常發生的不良適應問題，如下幾種：機器的氣流聲音，導致無法入睡、呼吸氣面罩壓迫臉部導致不適、或因氣流阻力導致不容易吐氣、氣流引起黏膜乾燥、機器攜帶不便等干擾問題。

3. 口內裝置：在牙科方面，為能解除夜間打鼾聲及罹患睡眠呼吸中止症候群病患的困擾，利用止鼾器讓患者睡覺時在口內配戴的裝置，其原理是將患者的下巴舌頭前置，藉此增加咽喉、舌頭與軟顎的肌肉張力，打開以防止患者於睡眠時塌陷而阻塞的呼吸道。在此需根據患者的口腔條件及睡眠呼吸中止的嚴重度，設計製作個人化的止鼾牙套，才可能達到有效的治療，並且改善病患的睡眠品質。但此種方法，美國睡眠協會，認為可能較適用於單純打鼾或輕中度的阻塞型呼吸中止症患者身上。

4. 手術治療：通常用於病患無法使用連續氣道正壓呼吸器時，才考慮手術治療；主要針對鼻腔、上顎後部與舌後三個身體解剖結構的呼吸道，進行整型手術，如：括懸壅垂軟顎整形手術 (UPPP)、扁桃腺樣體切除術、舌頭與舌骨前置手術 (GA，HM) 等，但需審慎評估及了解其風險、成功率、復發率及副作用。但是，一般肥胖或重度的患者，手術治療效果常常不佳。對於重度症狀之年紀大病患有時甚至須考慮氣管造口術。

b、精神與安眠製劑類：

藥物治療的原則：能夠不用藥就儘量不用藥，先以環境、生理、行為、心理等層面來處理，再針對睡眠障礙的病症和原因，給予特別的處理；如，先針對身體疾病本身給予治療，如：氣喘、心臟病、風濕痛等，或有因精神疾病引起的睡眠障礙，也可以先針對精神疾病給予治療，如：焦慮性精神官能症、憂鬱症、精神分裂病、妄想症、藥癮及酒癮等。若必需再加上使用安眠藥時，原則上，以選擇安全性高、副作用少、不影響隔天工作的藥物且儘量以短期使用為原則。但必須按照醫師指示，逐步調整劑量。

首先應正確的瞭解：「藥物治療」不等於服用安眠藥，須應先做各項身心疾病詳細完整的評估後，再給藥。

提供一些安眠藥的分類，以供參考：

第一代：酒，液態安眠藥，是一種中樞神經抑制劑，可以使人鎮靜，放鬆甚至入眠。

第二代：水合三氯乙醛 (Chloral Hydrate) 溴化鹽、四氯乙烯等，但經實際使用後發現毒性大，效果差，會成癮。

第三代：巴比妥類藥物（Barbiturate），治失眠與焦慮確實有效，很快就全球流行。第二個產品「phenothiazine」在 1912 年上市，除了有鎮靜安眠外，還能治療「癲癇」。

副作用：易成癮，過量會致死。到了 20 世紀中葉。此藥最常被使用於自殺的藥物，而一般社會大眾就會留下「吃安眠藥能自殺」的印象。

第四代：苯二氮平類藥物 (Benzodiazepines, BZD)，此藥物有類似 30 多個藥品開發出來，是全世界用量最大的藥物寶座。缺點：肌肉鬆弛、老人半夜上廁所易跌倒、短期失憶、有安眠、抗焦慮、抗癲癇、放鬆肌肉的四大功能。

a. 短效 BZD(小於 6 小時)：Midazolam、Triazolam、Brotizolam

b. 中效 BZD(6 小時至 24 小時)：Estazolam、Lorazepam、Alprazolam、Oxazepam、Alpram、

c. 長效 BZD(大於 24 小時)：Flunitrazepam、Nitrazepam、Diazepam、Clonazepam

此類藥物缺點：耐藥性與依賴性、戒斷症狀、呼吸抑制。

第五代：非苯二氮平類藥物（NBZD），此藥目前有三類藥物：Zopiclone、Zolpidem、Zaleplon。

優點：安眠效果有效非常安全，成癮性很低，副作用低安全性高。

常見藥品：Zolpidem、Zopiclone、Zaleplon、Imovane、Onsleep

此類藥物缺點：頭昏、頭痛、短暫、失憶、夢遊。

第六代：含退黑激素的藥物（melatonin）、調整睡眠生理時間。

附帶作用的安眠藥：

1. **抗組織胺：**鼻藥。治療失眠能力較差，對輕微的失眠有用。

副作用：有抗乙醯胆鹼。效果會有口乾、便秘、視力模糊、尿不出來、記憶變差。

國內藥物有：Diphenhydramine, Cyproheptadine, Promethazine, Hydzoxyzone.

2. **抗憂鬱劑：**如三環抗鬱劑 (Tricyclic Antidepressants , TCA) 如：Clomipramine , Doxepin、Imipramine、Amitriptyline，四環抗鬱劑 (Tetracyclic antidepressants , TeCAs)，如 :Deprilept, Ludiomil, Psymion，有抗組織胺效果。

3. **抗精神病藥物：**與抗組織胺效果一樣，有 Chlorpromazine, Clothiapine ,Thioridazine.

1. 抗憂鬱、焦慮藥物容易引起失眠、焦慮、嗜睡

A.Monoamine oxidase inhibitor(MAOi)：Moclobemide (eutac®)，屬於可逆式單胺氧化酶抑制劑 (RIMA)，改進 MAOi 安全性差的缺點。

B. 選擇性血清素再吸收抑制劑 (Selective Serotonin Reuptake Inhibitors, SSRIs)：抑制神經末梢對 serotonin 的再吸收

常見藥品：Fluoxetine (prozac®)、Paroxetine (seroxat®)、Sertraline (zoloft®)、Escitalopram (Lexapro®)

C. 選擇性 5-HT1A 作用 - 拮抗混合藥：不可與 MAOi 類藥物一起服用，(Buspirone)

D.β 型腎上腺素阻斷劑 (Beta-adrenergic blocker)：Propranolol(Inderal®)、metoprolol (Betaloc®)、atenolol(Tenormin®)

抗精神病藥物

抗精神病藥物因有抗組織胺及抗乙醯膽鹼作用，有強的鎮靜作用。因此，一般而言，把抗精神病藥物當成安眠藥物不適當，因其副作用強，當成安眠藥對無精神症狀之失眠病人並無好處。雖然是低劑量，仍無資料評估安全性及效果，除非躁動的精神病人，因其失眠是精神症狀引起，需要使用外。

但，有些藥物及物質容易引起的睡眠障礙須加以注意，以下列舉，提供參考：

（藥物）酒精 (Alcohol)、抗膽鹼製劑 (Anticholinergics)、抗憂鬱藥物 (Antidepressants)、抗高血壓藥物 (Antihypertensive agents)、咖啡 (Caffeine)、類固醇製劑 (Corticosteroids)、利尿劑 (Diuretics)、草藥療法 (Herbal remedies)、H2 組織胺阻斷劑，抗胃酸製劑 (Histamine H2 blockers)、巴金森氏症製劑 (Levodopa)、尼古丁、抽菸 (Nicotine)、擬交感神經藥物 Sympathomimetic，如治療氣喘

用藥等，需注意。

（二）中醫觀點及治療選擇

一般傳統上，認為中藥在治療睡眠障礙上，較不會引起睡起，頭不昏沉、工作不受影響、也比較不會有成癮性等不良的副作用，為民眾所接受。從中醫的觀點來看，由於睡眠是陰陽氣血自然而有規律的結果，假若體內臟腑氣血失衡，容易引起心神不寧，睡眠障礙；所以在臨床上的診治有何特別呢？

原則上，需先了解引起睡眠障礙的日常生活作息，飲食習慣及可能的病症及病因，如：

1. 思慮勞倦，傷及心脾，心傷則陰血耗，神不守舍，脾傷則無以生化氣血，血虛不能上奉于心，致心神不安。
2. 疲勞過度，久病之人，腎陰耗傷，不能上承于心，故心腎失交而神志不寧。
3. 情志不暢，飲食不節，肝氣鬱結，肝火上亢，脾胃受傷，胃失和降，以至於擾動心神，不得安。

再根據患者的虛實表現，給予辯證論治，一般入睡困難者，多屬火多，實證，久病者，呈虛證；睡不安穩者，多屬虛實夾雜；睡而易醒者，多屬虛證內擾；整夜不能睡者，屬虛實夾雜。長期慢性病者多屬陰血不足，新病者多屬邪火內擾。再配合伴隨的病症及精氣神的表現，進一步判斷臟腑氣血的調和與否，再加以決定。

睡眠障礙的中醫治療臨床上可分為幾種證型：

1. 肝氣鬱結型：心悸、神智恍惚、胸悶心煩、睡眠不安，舌紅苔少。

處方：加味逍遙散、甘麥大棗湯或柴胡龍牡湯等方劑調理。

2. 肝火旺盛型：頭暈、目赤、耳鳴、焦躁、口苦、舌赤咽乾、脈弦。

處方：龍膽瀉肝湯加減調理。

3. 胃脘不和合併陰虛火旺型：心膽虛怯、氣鬱生痰、夢寐不安、胃脘痞悶、腹脹滿，心悸健忘。

處方：溫膽湯加減，附加六味地黃丸、黃連阿膠湯等方劑調理。

4. 心脾兩虛型：常見失眠，多夢易醒，心悸健忘、面色少華、神疲食少，四肢倦怠、氣短懶言、舌淡苔薄、便溏、脈細。

處方：歸脾湯加減為主，來加以調理。

5. 思慮過度合併心膽兩虛型：虛勞虛煩、煩躁不安、痰飲內著、怔忡、恍惚、健忘多夢、驚恐怔忡、眼睛疲乏、口乾舌燥。

處方：酸棗仁湯加減，天王補心丹加減調理亦有不錯的療效。

6. 心腎不交合併陰虛虧損型：常見難以入睡，甚則整夜不眠，健忘多夢、腰膝酸軟、遺精等症狀。

處方：天王補心丹加減，黃連阿膠湯或交泰丸加減。

以下再提供一些有關睡眠障礙的中醫藥療法，以供參考：

a、單味中藥物，參考如下：

養血安神藥：多為植物種子或仁，取其質潤性補，養心滋肝。治虛症引起的心神不寧，如：心悸怔忡、失眠多夢、健忘、煩燥、神志不安等。參考酸棗仁、柏子仁、夜交藤、遠志、合歡皮、浮小麥、五味子、麥冬、玄參

重鎮安神藥：屬金石貝殼類，取其重可鎮祛，鎮驚安神。適用於心陽

偏亢，火熱擾心，而致失眠、驚悸、癲癇、狂妄、煩燥、易怒等。

朱砂、珍珠母、牡蠣、龍骨、龍齒、琥珀、蓮子心、百合

b、藥膳方面，介紹如下：

藥膳方，如：百合蓮子湯、蓮子桂花冰糖湯、桂圓蓮子百合湯、豬心蓮子桂圓湯、枸杞山藥豬腦湯、人參豬腦五味湯等。

寧心安神茶： 用浮小麥、遠志、茯苓、甘草及大棗。

抗憂解鬱茶： 用浮小麥、麥芽、麥門冬、黃耆、五味子、女貞子、菟絲子、甘草及大棗，

c、穴位按摩療法

以手指或手掌的技巧按壓身體某些穴位，可藉由按壓力度與持續時間以達到療效，可達到緩解肌肉張力、促進身體血液循環的效果，以下簡單介紹幾種穴位：

一般治療失眠常用的穴位：神門、內關、合谷、湧泉穴、三陰交、太衝穴、足三里、手心包區等。耳針可用：神門、安眠等穴，平均每次按壓約 5 秒鐘，接著放鬆按壓，再連續可按壓多次。

至於耳穴，如耳神門穴：可將痠痛貼布剪取適當大小，白天貼於此穴位；或按壓此穴位。

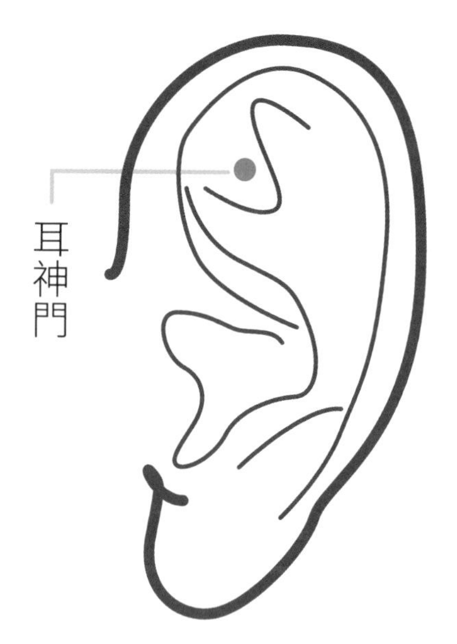

(三)其他另類療法

a、芳香療法

藉由芳香植物所萃取出的精油 (essential oil) 為媒介主軸。由於精油中富涵豐富酯類（esters）的物質，具有放鬆、鎮靜，幫助睡眠的效果，並且這類精油都有宜人的香氣，如：薰衣草精油（True Lavender）、苦橙葉精油（Petitgrain）、羅馬洋甘菊精油（Roman Chamomile）、快樂鼠尾草（Clary Sage）等；可藉由按摩、泡澡、薰香等方式，經由呼吸道或皮膚管道吸收進入體內，以達到舒緩精神壓力與增進身體健康的效果。

一般上，芳香療法可分為下列幾種：

1. 吸入法：利用其揮發性，將精油滴入手帕或手上，利用鼻子呼吸，加以吸收。

2. 蒸發法或點燃法：利用精油滴入沸水中蒸發；或使用類似蠟燭點燃法，使其達到助眠效果。
3. 按摩法：可將精油混合後，塗抹身體重要部位，如太陽穴，並搭配按摩，可達到助眠效果。
4. 香薰法：將精油滴入擴香儀器，藉由精油的揮發效果，使其達到助眠效果。
5. 泡澡法：將精油滴入浴缸中同時泡澡，也有放鬆，助眠效果。

b、光照療法

正常生理下，光線先經由眼睛的瞳孔，再到眼睛後方的視網膜，再將光線訊息傳送到大腦下視丘的神經核，並啟動大腦神經分泌反應，調整體內褪黑激素 (melatonin) 的分泌及調整正常的睡眠生理時鐘。光照治療就是根據這種途徑來幫忙睡眠障礙的患者。

例如：針對生理時鐘延後的患者 (晚睡晚起型)，可建議在早晨起床時提前照光 1 小時，提醒自己的身體已經天亮了，接著啟動一天的活動，由於生理時鐘向前調整，順勢可以達到能早點入睡、早點起床的目的；相對地，生理時鐘提前型的患者（早睡早起型），則可以透過傍晚的照光，提醒自己的身體不用這麼快天累，使其使生理時鐘向後延，達到延後入睡及起床的時間。其實，光照治療同時也具有改善入睡困難、延長睡眠時間、及增加睡眠效率的效果。

c、音樂療法

研究發現音樂可緩解壓力，其作用機轉在於心理生理的影響，過程中，可減少內分泌異常分泌及交感神經活性，且降低正腎上腺素的分泌，可減少心跳速率及平穩呼吸，在腦波上會有較多的 α 波出現 (一般出現在清醒時，大腦有較多的 α 腦波的人，會有相對較少的焦慮和緊張，免疫能力也相對較高)，均有助益減輕焦慮及降低血壓等效果。

由於失眠患者多數是長期從事腦力勞動的工作者，大腦常處於緊張，興奮狀態，常伴隨著不同程度的神經衰弱。所以可以藉這種音樂舒緩療法，來幫助患者，並引導患者進入一個放鬆的情境；以下介紹幾種音樂類別，予幫助病人睡眠，例如：

1. 大自然的聲音：利用融入大自然相似情境的音樂，創造出一種寧靜、曠遠、清新的感覺，達到舒眠的效果。

2. 選用古典的宮廷音樂，如：莫札特的《仲夏夜之夢》、《催眠曲》、《搖籃曲》等，有安神助眠作用。

但需要保持室內環境安靜，才能創造睡眠的氣氛。

d、中西結合精準醫學療法理論原則

疾病的發生是複雜的，且是多樣性的，所以預防疾病的發生，其實是提前治療疾病的上策，就如同古代中醫所說：上醫治未病。因此，在預防醫學發達的今天，中西醫結合療法加上精準醫學的幫忙，應該是一個未來的趨勢，以下我們簡單介紹，新的中西醫結合精準醫學療法的準則，為一些慢性病的發生提供一個治療方向，另外，也可利用端粒長短及粒線體 DNA 多寡來評估睡眠障礙的好壞。，如下說明：

(A 圖) 睡眠障礙，包括：睡眠呼吸中止症候群，與相關的慢性疾病如：三高、肥胖、中風、心血管疾病、老化、神經退化性疾病 (失智) 等，都與自主神經系統失調，免疫功能異常，及激素，荷爾蒙分泌的改變與慢性發炎反應的發生均有關，由於以上這些的改變，與體內慢性缺氧狀態的發生有關，缺氧反應又常與癌症的發生有連帶關係，不管如何，這些睡眠障礙，慢性病或缺氧的發生卻和端粒長度縮短有關(雖然有一些癌症的端粒長度是延長的)，粒線體的功能是異常或不良的，所以如何改變身體的狀況，筆者認為，如果能夠調整粒線體的功能及改變端粒的穩定長度是重要的，這樣不僅可以預防慢性疾病的發生及老化失智的延緩，且可降低癌症發生的風險。

A.疾病發生機轉

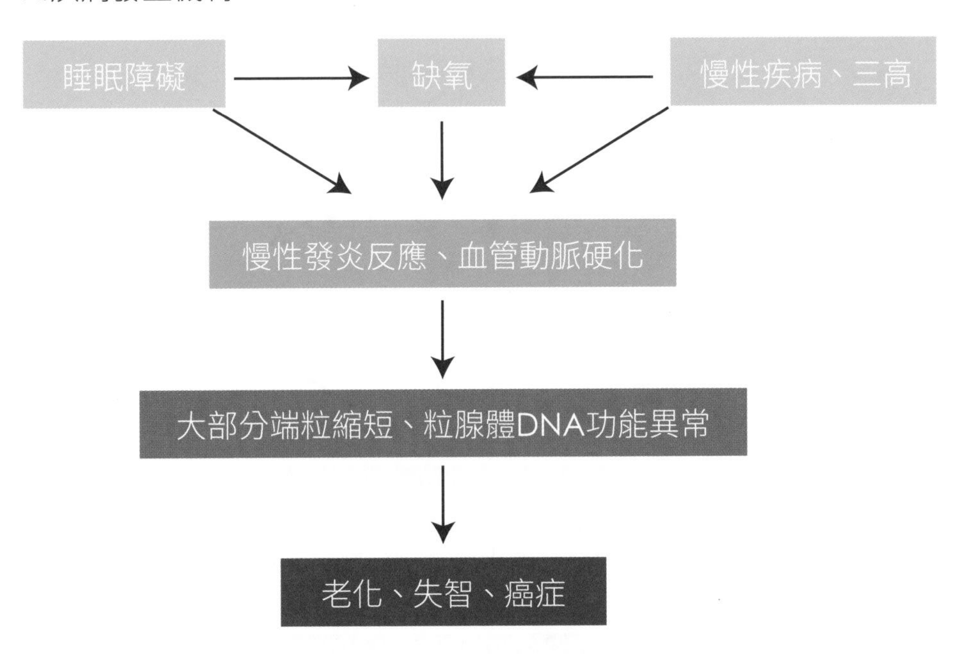

(B圖)我們藉由中西結合精準醫學的治療原則：藉由誘發增加體內自體幹細胞(包括：體內靜止及非靜止的幹細胞)數目及增強自體幹細胞活性(一般其端粒酶活性較強)以幫助端粒增長，且透過幹細胞本身的轉化能力轉變成其他細胞，如：免疫細胞或其他組織細胞，再

B.治療原則

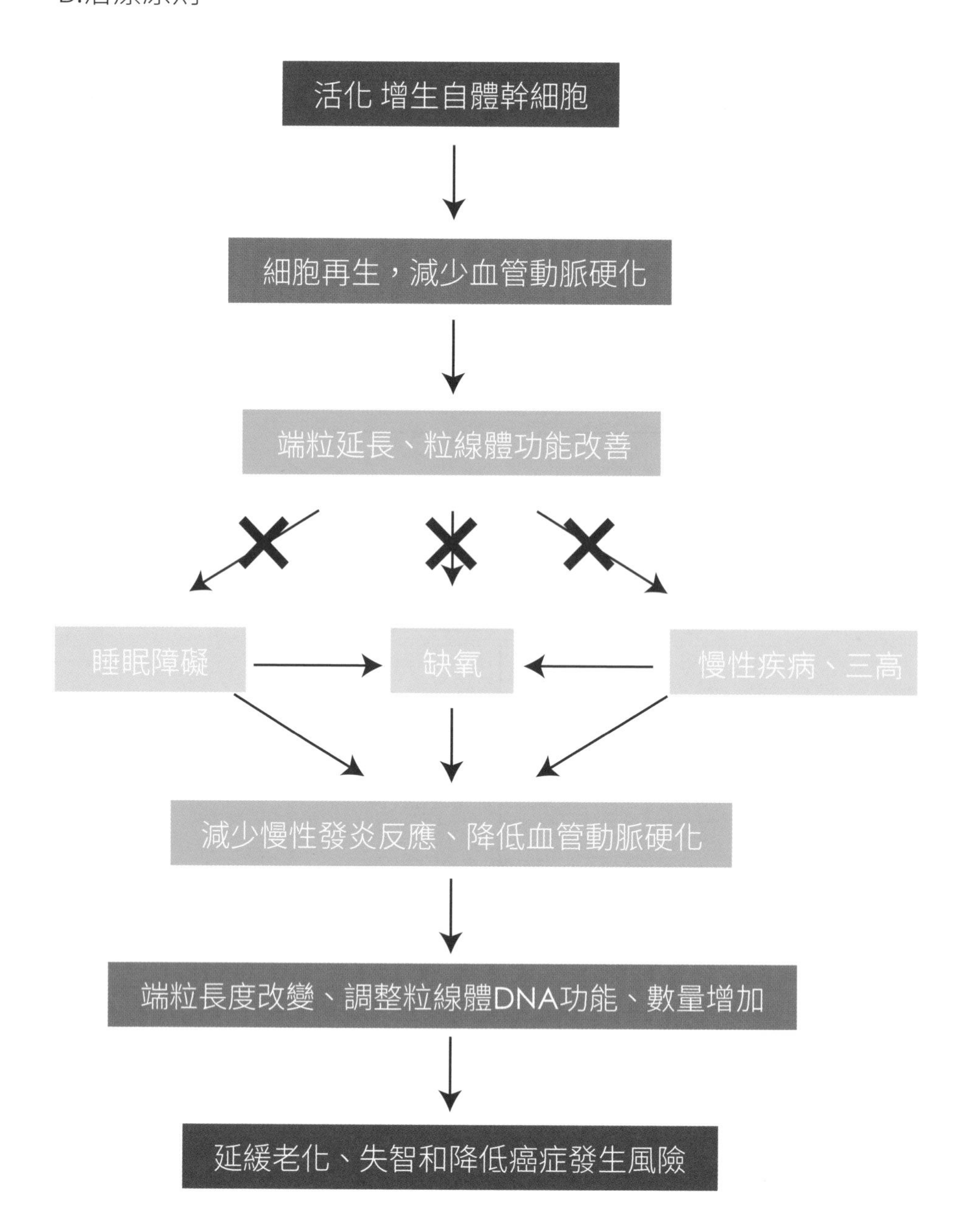
活化 增生自體幹細胞
細胞再生，減少血管動脈硬化
端粒延長、粒線體功能改善
睡眠障礙
缺氧
慢性疾病、三高
減少慢性發炎反應、降低血管動脈硬化
端粒長度改變、調整粒線體DNA功能、數量增加
延緩老化、失智和降低癌症發生風險

因幹細胞具有自然轉移能力，可移行至身體受傷的部位，並在受傷的細胞和組織器官內進行自我修復和保護工作，如：可幫助殺死癌細胞，對抗病毒，使衰老細胞和組織再生等，另外，改善粒腺體 DNA 的功能及增加數量與質量，同時，合併抵抗及減低外在因子的刺激及細胞傷害的產生，如：利用其抗氧化特性減少自由基的不良影響，降低體內發炎反應和癌化發生的風險；進一步達到延緩疾病的進行及治療效果。

▼ 案例分享－患者經過治療一年後－端粒改變、延長了及信息傳遞基因 (mRNA) 變化也改善了－端粒是可以改變的、基因也可以改變。

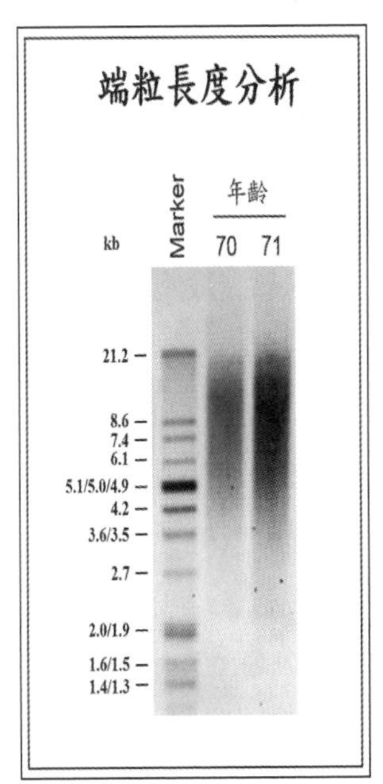

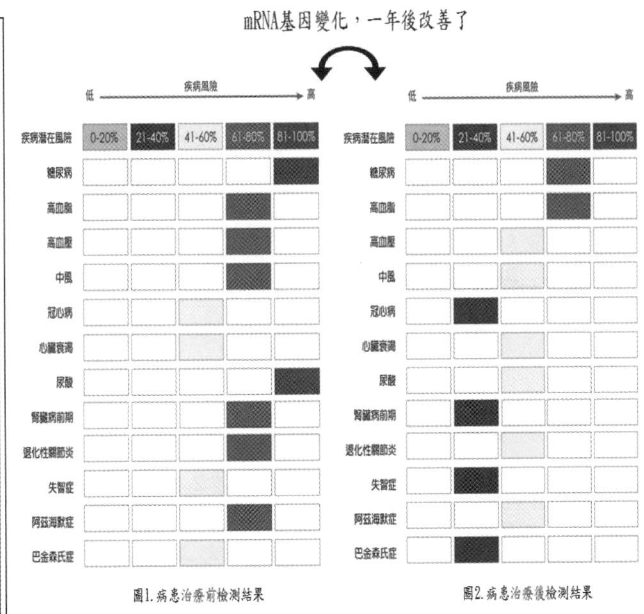

圖1.病患治療前檢測結果
圖2.病患治療後檢測結果

豐群生技健康 90

國家圖書館出版品預行編目資料

睡眠障礙與老化失智／何豐名著．　— 初版 — 臺中市：豐群生技有限公司，2021.04

面；17*23 公分

ISBN 978-986-96772-2-6（平裝）

1. 睡眠障礙症　2. 保健常識

415.9983　　　110002636

睡眠障礙與老化失智

作　者 / 何豐名

美術編輯 / 歐陽幼芬

出　版 / 豐群生技有限公司

406 台中市北屯區進化北路 74 號 2 樓

電話：（04）2233-6295

傳真：（04）2233-6295

經銷代理 白象文化事業有限公司

412 台中市大里區科技路 1 號 8 樓之 2（台中軟體園區）

出版專線：（04）2496-5995 傳真：（04）2496-9901

401 台中市東區和平街 228 巷 44 號（經銷部）

購書專線：（04）2220-8589 傳真：（04）2220-8505

印　刷 / 基盛印刷工場

初版一刷 /2021 年 4 月

定　價 /580 元